의학의
위대한 발견

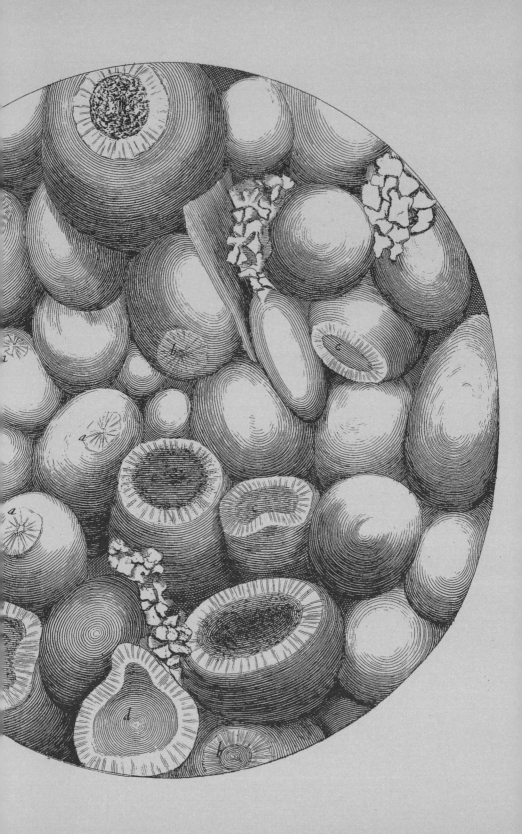

세상을 바꾼 옥스퍼드의 20가지 의학 업적

의학의 위대한 발견

콘래드 키팅 지음 | 한태희 옮김

Great Medical Discoveries: An Oxford Story

성균관대학교
출 판 부

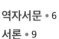

역자서문 _____

서양의학은 그리스 로마 의학에 뿌리를 두고 있으며 중세까
지 원시적인 모습을 크게 벗어나지 못하고 있었다. 이후 중
세 아랍의학과 근대 서양과학이 계승되고 발전하면서 현재
의 모습을 갖추게 되었다. 중세 아랍의학은 혈액 순환을 비
롯한 기초적 생리학 및 외과 수술, 병원의 개념을 확립하였
고, 저명한 아랍 의학자 이븐 시나가 저술한 『의학정전』은 17
세기까지 유럽의 주요 의과대학에서 교과서로 사용되었다.

르네상스 이후 관찰과 실험에 바탕을 둔 방법론을 확
립하며 발전한 서양 자연과학은 의학 발전에 지대한 영향
을 미쳤다. 해부를 통해 인체의 구조를 이해하기 시작했고,
현미경의 발명은 세포 발견 및 기능에 대한 연구를 촉발시
켰다. 물리학 및 화학에서 확립된 각종 연구 기법 또한 의학
에 적용되어 인체 생리 및 질병 기전에 대한 연구를 가능하
게 하였다. 19세기 세균론의 확립과 이어진 페니실린의 발
견은 의학을 통한 질병의 이해가 치료에 적용되어 많은 생
명을 구할 수 있음을 보여준 획기적 사건이었다. 또한 20세
기 주요 단백질과 DNA를 비롯한 유전물질에 대한 연구는
인체의 생리 기능과 질병 기전을 분자 수준에서 이해하도

록 했으며 치료법의 획기적인 발전을 유발하였다. 즉, 오랜 의학의 역사에도 불구하고 현재 우리가 접하고 있는 대부분의 모습은 '근대 의학'의 발전에서 유래되었고, 이러한 의학의 발전을 근대 의학, 더 나아가 근대 과학사 관점에서 보는 것은 중요한 의미가 있다고 할 수 있다.

이 책의 저자는 서양 근대 의학 발전에 대한 옥스퍼드 대학교 및 그 과학자들의 기여를 강조하며, 지난 800년 동안 옥스퍼드에서 이루어진 많은 의학 발견 중 20개를 선정하여 인물과 주요 일화 중심으로 기술하고 있다. 물론 옥스퍼드 바깥에서 이루어진 많은 의학 발견 또한 광범위하다. 19세기 프랑스와 독일을 중심으로 이루어진 세균론과 화학요법의 발전, 20세기 영국 케임브리지 대학교를 중심으로 이루어진 DNA 구조 규명은 좋은 예라 하겠다.

그럼에도 불구하고 중요한 의학 발견들을 백과사전식으로 나열하기보다는 '옥스퍼드'라는 특정한 사회 안에서 벌어지는 과학자 간 교류 및 일화 중심으로 기술한 것이 이 책의 특징이다. 의학을 포함한 과학의 많은 발견들은 중요한 선행 연구를 바탕으로 연구자의 재능과 집념으로 이루어진다. 그러나 때로는 우연한 연구자 간의 만남과 사건 등을 통해 이루어지기도 하는데, 이러한 모습을 살펴보는 것도 이 책을 읽는 재미라 할 수 있다.

역사와
인간에 대한 지식은
과학의 가장 최신
기술 장치와
과학 지식만큼 중요한
의학의 한 부분이다.

윌리엄 오슬러, 옥스퍼드 의과대학 교수

서론

옥스퍼드는 의술과 의과학에 있어 지난 800년간 지대한 공헌을 했으며, 영국의 어느 도시보다 자연과학 분야와 지속적인 관계를 맺어왔다. 과학자, 철학자, 의사 들은 꾸준히 옥스퍼드를 중세 서양의 과학 중심지로 만들었으며, 오늘날 우리가 당연하게 여기는 과학적 태도와 정신을 확립하였다. 그 학자들의 영향과 혁신은 수세기간 큰 반향을 일으켰고, 오늘과 미래 과학 발전에 지속적인 단서를 제공한다. 학술적인 끈기와 혁신에 대한 이 서술적 이야기는 인류 보건 향상에 기여한 스무 가지의 주요 발견들로 이루어져 있다.

이 책은 입문서에 가까운 간결함 때문에 내용이 포괄적이지는 않으며, 의학 발전의 역사적 연속성을 전부 보여준다고 할 수도 없다. 주요 발견에 관한 일화를 담은 연대기에 가깝다고 할 수 있다. 간결함을 위하여 '선택'을 할 수밖에 없었고, 특히 독자들의 흥미를 고려하여 참신하고 색다른 발견을 주로 택하였다.

2014년은 로저 베이컨(Roger Bacon, 1214~1292) 탄생 800주년이 되는 해로서, 의학 중심지로서 옥스퍼드의 기록을 시작하기 적합한 시기였다. 영국의 '경이로운 학자' 베이컨은 실험에 의한 검증으로 자연에 대해 귀납적으로 연구하는 과학 개념을 확립하였다. 이 개념을 바탕으로 매우 중요하고 명백한 과학적 성과들이 17세기 중반에 나왔다고 볼 수 있다. 옥스퍼드 의학은 쉽게 따라잡을 수 없는 창조적이고 뛰어난 천재들의 황금기가 도래하는 것을 목격하였고, 이는 근대 의학 발전 사상 최고의 이야기들을 들려준다.

영국 내전의 굴곡진 세월 동안 윌리엄 하비(William Harvey, 1578~1657), 리처드 로워(Richard Lower, 1631~1691), 로버트 훅(Robert Hooke, 1635~1703), 토머스 윌리스(Thomas Willis, 1621~1675)의 실험적 천재성은 의과학을 새로운 시대로 나아가게 했다. 이러한 발명의 전성기는 이 시기 과학적 작업에 제공된 넓은 지식적 시각에 부분적으로 기인한다.[1] 당시 과학자 집단은 진정한 학제 간 연구적 이상을 대표하였다. 이는 1959년 찰스 스노[*](C. P. Snow)가 지적한 '과학과 인문학의 두 문화로 분열된 사회'와 대조되었다.[2] (스노는 1950년대 과학과 인문학이 서로 멀어지고 있으며, 이는 큰 문제라고 지적했다. 그러나 근대 당시 의학을 발전시킨 학자들은 단지 의학에만 국한된 것이 아니라 대개 다양한 학문에 걸쳐진 연구자들이었다. —편집자 주) 당시 그 학자들은 해부, 혈액 순환, 뇌 기능에 과학적으로 기여한 동시에 철학, 건축, 천문학에도 기여하였다.

17세기의 발전은 근대 의과학의 기초를 확립하였고, 20세기는 중요한 발전들로 점철되었다. 인류 복지 관점에서 볼 때, 의학 역사를 통틀어 아마 가장 의미 있는 발견은 1940년대 옥스퍼드에서 있었던 '페니실린 발견'이었다. 소위 '세계를 향한 선물'이라 불리는 이 발견은 의학의 가능성에 대한 인식을 전환시켰고, 곧 '항생제의 시기'가 도래하였다. 장기 이식 분야와 혈우병, 소아마비 치료의 급속한 발전으로 다른 질병과 사망 원인도 치료할 수 있게 되었다. 많은 경우 연구에 필요한 자금 지원이 주요한 돌파구를 제공하였는데, 자동차 왕 너필드 경(영국 자동차 회사 모리스 모터스 창업자)의 경제적 후원은 근대 의과대학 설립에 결정적인 역할을 했다.

어떤 질병의 이해와 치료는 발전적이었지만, 반면에 완강하고 비극적으로 치료가 어려운 질병도 있다. 1960년 후천적 면역내성의 발견으로 노벨 생리의학상을 받은 면역학자 피터 메더워 (Peter Medawar)는 이러한 도전을 '해결 가능함의 예술'(art of the soluble)이라고 요약했다. 즉 일부 과학적 질문에 대한 해결은 임박했지만, 다른 문제들은 여전히

이해되지 않고, 접근할 수 없는 시기가 있음을 제시하였다.[3]

역사학자의 주요 임무 중 하나는 다른 사람들이 망각하는 것을 계속 기억하는 것이다. 의학적 혁신은 맹렬하고 때로는 조급한 속도로 진행되어, 최근 50년 동안에 이루어진 발전이 지난 천 년간 이뤄진 것들보다 더 많다. 그러나 오늘날 누가 리처드 로워의 심장 기전 규명이나 제임스 고원스(James/Jim Gowans)의 림프구 역할 발견을 기억하겠는가? 이러한 업적들은 모두 의학 역사에서 빠질 수 없는 사건이며 의학적 지식의 끊임없는 전진에서 그 위치를 인정받는다.

근대 들어 옥스퍼드의 독창성은 삶을 바꾸는 발견으로 이어졌다. 조지 브라운리˚(George Brownlee)의 분자의학적 적용은 혈우병의 치료로 이어졌고, 화학자 알렌 힐˚(Allen Hill)과 동료 학자들은 현재 전 세계 수백만 당뇨병 환자들이 사용하는 혈당 측정기를 개발하였다. 공학자 존 오코너(John O'Connor)와 정형외과 의사 존 굿펠로우(John Goodfellow)가 공동 개발한 '옥스퍼드 무릎'은 수많은 사람들을 지팡이 없이 걸을 수 있게 하였다.

실제로 진정한 의학적 진보는 조슈아 실버(Joshua Silver)의 자체굴절 안경 발명에서 보듯이 의학이 아니라 다른 분야에서 기원할 수 있다. 원래 원자물리학자였던 실버는 2020년까지 개발도상국 빈곤층에게 자신이 발명한 안경 십억 개를 공급할 계획이다.

이 책은 또한 에피소드적인 방식으로, 의학의 지적이고 과학적인 면에서 패러다임 전환을 깊게 다룰 것이다. 옥스퍼드는 의학사에서 연속과 파열을 경계 짓는 중요한 역할을 해왔다. 예를 들자면 베이컨은 관찰 과학의 출현에서 핵심적이었고, 훅의 세포에 대한 최초의 작업은 20세기 존 거든(John Gurdon)과 제임스 고원스를 비롯한 많은 연구자들에게 계승되었다. 한편 의학은 의학연구가 개인에서 기관, 조직, 세포, 분자로 이어지며 매우 집중적인 양상이 되었다. 기초연구, 임상 의학과 기술은 인류의 고통을 줄이고 수명을 연장하기 위해 협력하고 있다. 그러나 새로운 도전이 계속 나타나 연구 방향을 제시한다. 분자생물학은 1형 당뇨병을 치료하기 위해 재조합 인슐린을 개발하였지만, 인류가 많이 먹고 운동은 덜하면서 2형 당뇨병이 급속히 증가하고 있다. 역학자 리처드 돌(Richard Doll)은 대부분의 연구를 옥스퍼드에서 진행하면서 금연이 조기 사망을 줄인다는 사실을 규명해 국가적인 보건을 향상시켰다. 최근 암에 대한 공포가 다소 진정되면서 사회는 치매, 특히 알츠하이머병에 대한 공포에 휘말리고 있다.

그러므로 앞으로의 전진은 예방의학과 기초과학의 적

용으로, 건강과 질환 상태에서 인간 생물학을 더 잘 이해하는 방향으로 이루어져야 한다.[4] 비록 모든 의학 연구들이 본질적으로는 점진적이고, 그 영향들이 열매를 맺을 때까지는 수십 년이 걸리지만 전 세계의 다른 연구기관처럼 옥스퍼드에서 진행 중인 프로젝트 역시 미래의 돌파구를 지향하고 있다. 옥스퍼드의 열대 의학 부문은 남반구에서 진행되면서 말라리아 확산을 제어하려는 노력의 최전방에 있으며, 코크란 공동연구(Cochran Collaboration)에서의 임상시험 메타분석은 의학 분야에서 연구 결과의 보다 선명한 시각을 제공한다.

한편 미래의 의약을 발견하기 위한 첨단의 새로운 기법이 구조유전체 컨소시엄에서 개발되고 있다. 베이컨 탄생 800주기가 다가오며 그가 전파한 과학적 방법이 분명하게 번창하고 있으며 옥스퍼드 의학은 새로운 황금기의 문턱에 있는 듯하다.

비록 모든 의학 연구들이
본질적으로는 점진적이고,
그 영향들이 열매를
맺을 때까지는 수십 년이
걸리지만 전 세계의
다른 연구기관처럼
옥스퍼드에서 진행 중인
프로젝트 역시 미래의
돌파구를 지향하고 있다.

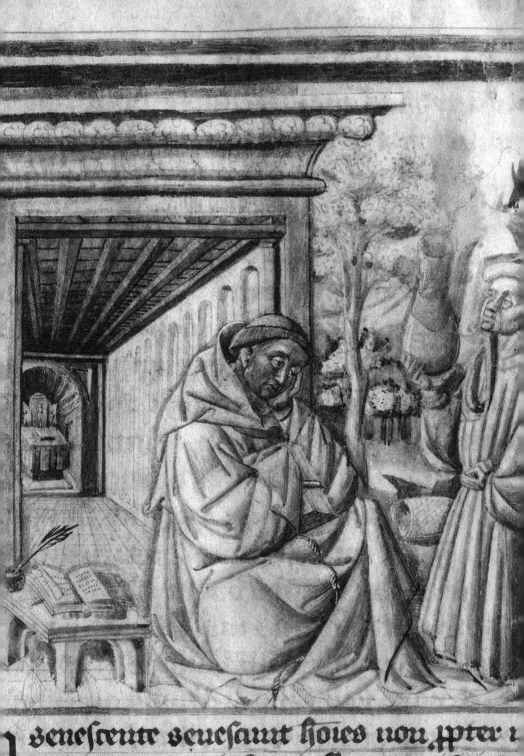

senescente seuesauit homes non ꝓpter 1
senectutem si multiplicaꝰ omenauꝰ nisu
erem qui nos aruunꝰat 1 negligenas reg

로저 베이컨(1214-1292)

과학적 방법론의 기원

로저 베이컨 탄생 800주년(2014년)은 과학 분야에서 유럽의 첫 번째 위대한 선구자를 기념하는 좋은 기회였다. 베이컨은 광학 발전에 대한 기여로 명성이 있지만, 그의 위치와 평판은 반계몽주의적 시각으로 왜곡되어 왔다. 스위스 출신 의사(연금술사)였던 파라셀수스 (1493-1541)처럼, 베이컨은 연금술사이자 점성가로 알려졌으며, 당시는 두 사람 모두 가톨릭에 반대되는 신념을 지니고 있고, 이를 전파한다고 비판받았다.

베이컨은 옥스퍼드에서 자연철학과 수학에 흥미를 가지게 된 것으로 보이는데, 13세기 초부터 옥스퍼드에서는 아리스토텔레스식 새로운 논리에 대한 강의가 있었다. 베이

베이컨의 세밀화, 단지를 들고 있는 모습이 마치 소변을 검사하는 듯하다. (15세기, 옥스퍼드 보들리언 도서관)

컨은 옥스퍼드에서 교사로서의 지적 능력과 인기를 인정받은 덕분에 파리에서 교수직을 얻게 된다. 그는 지적 생애 초반기를 옥스퍼드와 파리를 오가며 자연 세계에 대한 생각을 연마하였고, 후반기 대부분의 시간은 옥스퍼드에서 보냈다. 그러나 오래지 않아 그의 진리 추구는 어려움을 겪게 되었다. 정치적인 이유들로 파리에서 10년간 구금되었다. 저술활동은 금지되었고 책과 연구도구까지 빼앗겼다. 또한 가장 잔인하게도, 그는 바깥세상과의 소통을 철저하게 차단당했다.[5]

중세 정치적 전통의 격렬하고 호전적인 분위기에서 베이컨이 굳건히 견뎌낸 용기는 대단하다. 인습 타파주의자이자 프란체스코 수도승의 한 명으로서 베이컨은 황제와 교황 사이의 쟁점인 사법권과 성직에 대해 맹렬히 공격하였다.[6] 그러나 과학과 진리 추구에 대한 베이컨의 가장 유명한 기여는 교황 클레멘트 4세의 명령에서 촉발되었다. 교황은 베이컨에게 '상급자에 대한 반대로 인한 모든 경고에도 불구하고, 그가 준비할 수 있는 모든 저작물을 개인적으로 비밀리에 보내라'고 명령하였다.[7] 교황의 요청에 베이컨은 열정적으로 임하여 1266년 『대서』(Opus majus)가 완성되었다. 베이컨은 이 저작에서 자연 현상에 대한 명료한 관찰자, 엄격한 실험자, 실증론적인 사상가, 우수한 수학자뿐만 아니라 신학자, 철학자로서의 재능을 아낌없이 보여 주었다. 베이컨으로서는 이 책이 당시 자연 세계에 대한 모든 지식을

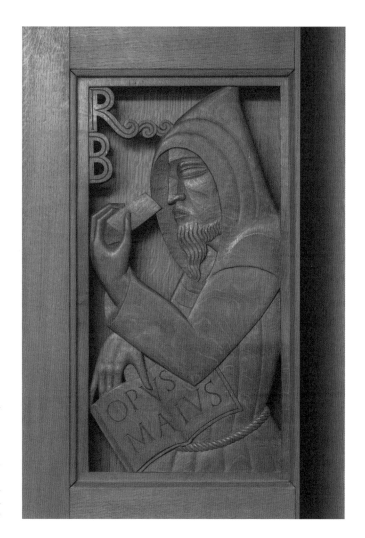

베이컨의 목각, 자신의 책 『대서』를 들고 있다. (12세기 영국 조각가 에릭 길(1882-1940)이 제작한 6개 판넬 중 하나인데, 옥스퍼드 레드클리프 과학도서관 오크 대문의 일부이다.)

총망라하는 백과사전을 저술하는 기회였다. 총 일곱 장으로 나누어 인간 무지의 원인, 과학과 신학의 관계, 언어의 문법과 힘, 천문학과 점성술을 포함한 수학, 광학, 실험과학, 도덕철학에 대해 기술하였다.

　　베이컨은 독창적인 연금술사, 숙련된 수학자로 인식되곤 했는데,[8] 그의 인간 지식의 발전에 대한 기여는 역법 개정(calendar reform), 광학 실험에서의 혁신, 비행기구의 고안을 포함하여 실로 막대하다. 그러나 베이컨의 목표와 노력에 대해 가장 정확한 표현이자 그의 인생에서 주된 관심이 당시 철학적 · 과학적 생각과 방법론의 개혁을 향한 투쟁이다. 이는 17세기 유명한 동명이인 학자 프랜시스 베이컨 (Francis Bacon, 1561~1626)의 철학과 목표를 놀랍도록 닮은 개혁이라는 점을 분명히 알린 계기가 바로 『대서』의 발간이라고 볼 수 있다. 베이컨은 과학의 발전에서 진보적인 자세와 신념을 견지했다. "기독교인은…… 우리가 후세에 있고 선대의 업적에 성과를 더하여야 함은 물론 그들의 노력을 우리의 목표에 부합시키기 위해서, 회의적 철학자의 길을 완성하여야 한다."[9] 이 활동가의 철학에 있어 근본적으로 중요한 점은 『대서』에서 실험과학의 원칙을 발전시킨 것이다. 그는 실험에 바탕을 두고 검증하여 자연의 귀납적 연구라는 근대성을 향해 과학의 방향을 잡았다.

베이컨은 실험에
바탕을 두고
검증하여 자연의
귀납적 연구라는
근대성을 향해
과학의 방향을
잡았다.

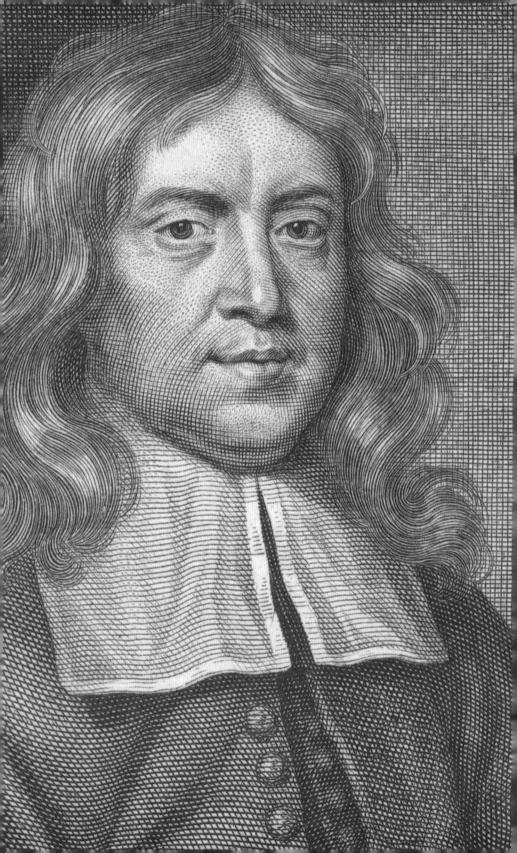

2

토머스 시드넘 (1624-1689)

영국의 히포크라테스

17세기 중반 옥스퍼드 의학의 놀라운 성취는 전례 없이 창
의적인 천재들의 시기이며, 근대 의학의 발전에서 가장 의
미 있는 시기라 불릴 만한 진정한 황금기를 형성한다. 이
러한 시기에 가장 영향력 있던 의사는 바로 토머스 시드넘
(Thomas Sydenham)이다. 시드넘의 명성은 당시 동료 의사들
처럼 옥스퍼드의 독보적인 과학적 방법론과 해부학에 바탕
을 둔 것은 아니었다. 대신 시드넘은 임상 경험의 대가였다.
그는 의학 발전은 선입관적 가설의 함정에서 벗어나야 하
며, 그 대신 직접 치료 중인 질병 연구를 옹호하였다. 시드
넘은 추측을 피하고, 관찰과 지각을 중시하여 '영국의 히포
크라테스'라고 칭송받았다. 최고의 의학 서적을 묻는 질문

시드넘의 초상
(1676, 옥스퍼드
보들리언 도서관)

에 그는 『돈키호테』를 읽으라고 답했다.[10]

이론과 실행, 임상과 해부실습장 간의 이분법은 모두에게 명백하였다. 시드넘은 의회에서 투쟁하였고, 기병 장교의 맹렬함을 지녔다. 그는 현미경 사용은 신의 뜻에 어긋난다고 비난하였다. 비록 이런 청교도주의가 진정한 과학적 접근을 방해했지만, 그는 당대 가장 뛰어난 의사 중 하나였고, 존 로크(John Locke)를 포함한 다수에게 인정받았다. 시드넘은 해부 연구와 중세적 논쟁의 진기한 조합으로 이루어진 당시 옥스퍼드의 의학 교육이 의사들에게 병든 자를 치료하는 진정한 역할을 가르치는 면에서 가치가 없다고 여겼다. 그는 당시 의대 학생이었던 존 워드에게 "의술은 대학에서 배우는 게 아니라 도제 수련으로 가능하다"며 교과과정에 대한 경멸을 표시하였다.[11]

시드넘의 의술에 대한 생각은 임상 경험에서 비롯되었다. 그는 나무에서 자라는 겨우살이를 언급하며 어떻게 질병이 고통 받는 환자로부터 독립되어 있는지 강조하였다. 그에게 질병은 고유의 자연적 역사를 가진 개체였다. 런던에서 1660년대와 1670년대 사이 발생한 유행성 질환들을 자세히 관찰한 후, 그는 이러한 질병 전파가 '변화하는 환경 조건' 또는 '역학적 구조'에 기인한다고 하였다.[12] 그는 곧 의사들이 책보다 육안으로 연구해야 하고, 이렇게 자세

열에 대한 시드넘의 임상 관찰과 치료 (존 로크의 기록으로 추정, 영문, 17세기, 옥스퍼드 보들리언 도서관)

Withering of yᵉ Pustles on yᵉ hands, wᶜʰ in yᵉ last days of this Pox (but not before) should rise up high grow big & look fresh.

De Methodo medendi morbos per accubitum
Iunioris Cap 16

May yᵉ 19ᵗʰ 1662 I was called in yᵉ night to Mrˢ Change, whom I found very ill of a Cholera morbus, she had many ugly Symptoms, as coldness of yᵉ Extreme parts, talking a little idly, intollerable Sickness, & felt a tingling in her Fingers & flesh outwardly. I judge it dangerous to use Dilutients especially by Clysters in a Woman soe green (she having not lain in a Month) & yᵉ Disease pressing soe hard upon my heels; soe I ordered her to take a warm Cordial, & that a good draught of it, & her Husband to lie close to her Back naked, & her sonn of 12 years close to her Belly, & to lay on more Cloths & to warm her Leggs & Faxes wᵗʰ hot Cloths: She immediately fell into a moderate Breathing & all Sympt. ceased: & after enjoyning her to keep her bed yᵉ next day & to eat & drink nothing save a small Quantity of Barly-broth a day for 2 days she perfectly recovered.

February 1663 I was called to Mrˢ Halston, who after a very Chronical fever was fallen into a very fatall like Diarrhea, I saw it was to noe purpose to give astringents seeing yᵉ Disease proceeded from a Decay of natural heat, therefore I took this Course viz I caused her sonn a plump hot Lad of 13 years of age, & her Nurses sonn of 6 or 7 years to goe to bed to her naked, & to lie yᵉ one close to her Belly, yᵉ other close to her Back, wᶜʰ they did, and as long as they continued wᵗʰ her she had noe stools, but yᵉ Boys rising at any time yᵉ Looseness would immediately return. I commanded that she should persist in yᵉ Course till her cure should be compleat (the Boys releiving one another by turns in yᵉ day time) & soe she fully recovered not only of her Looseness but allso of her Sickness in generall.

The very same course I took wᵗʰ one Mr Little, who had a fever abᵗ 7 weeks & at yᵉ time Aug: 1662 soe far spent yᵗ his Drˢ judged him a Dead-man: He was ancient & having been much purged wᵗʰ violent Medicaments, he was as weak as ever I saw any yᵗ recovered, I having to noe purpose made attempts to lay his fever by inward Medicines & to raise his strength by Cordials) told his wife that nothing could preserve his life but by putting a Boy to bed to him: soe she procured a Lirk boy to lie very close to him all night & yᵉ next morning I found his fever allmost

한 관찰이 질병 대처에 필요한 진정한 치료법 적용에 이른
다는 것을 확신하였다. 1686년에 시드넘은 콜레라에 대해
상세히 분석하여 '춤추는 미치광이' 또는 '성 비투스의 춤'
이라 불린 초자연적 함축 같은 전통적 설명으로부터 구분
하였다. 그는 또한 말라리아 치료에 기나나무 껍질을 사용
하였는데, 이는 질병에 대한 최초의 효과적 약품이라 할 수
있다. 또한 그의 교과서 『의학적 관찰』(observations medicae,
1676)은 향후 200년간 영국 의학교육에 영향을 끼쳤다. 시
드넘의 연구는 후대 그를 '역학의 아버지'로 만들었고, 20세
기 리처드 돌과 리처드 페토 (Richard Peto)의 연구로 절정을
이루었다.

시드넘은
추측을 피하고,
관찰과 지각을
중시하여 '영국의
히포크라테스'라고
칭송받았다.

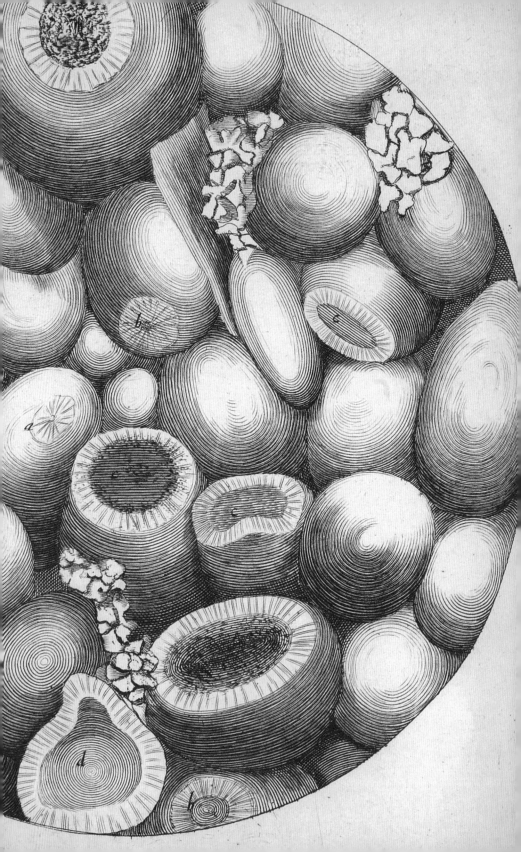

3

로버트 훅(1635-1703)
현미경과 세포의 발견

1626년과 1660년 사이 영국에서 철학적 혁명이 이루어졌다는 주장은 과장이 아니다. 이때는 위대한 약속, 즉 과학이 지상에 새로운 천국을 초래하는 것을 신이 허락한 시기로 여겨졌다. 1648년과 1660년 사이 옥스퍼드는 영국 과학 활동의 주요 중심지였는데, 이러한 격동의 선봉장으로 존 로크, 로버트 보일°(Robert Boyle), 토머스 윌리스, 크리스토퍼 렌°(Christopher Wren), 그리고 위대한 로버트 훅이 있었다. 이 그룹 전체의 특징은 '젊음'이라고 할 수 있다. 모든 이가 서열이나 나이에 상관없이 연구에 참여했는데, 1655년 크롬웰° 시기의 정점이었던 당시 보일은 28세, 렌은 23세, 훅은 20세였다. 훅은 전형적인 박식가이자, 당시 이미 학제 간

세포의 현미경 이미지
(훅, 1665, 옥스퍼드
보들리안 도서관)

연구의 대가였다. 의학은 그의 다양한 관심 분야 중 하나일 뿐이었고, 그는 뛰어난 기술적 능력으로 왕립학회의 실험책임자가 되었다. 그러나 그가 명성을 쌓고 세계적 위치를 확보한 것은 옥스퍼드에서의 일이었다.

1665년 훅의 『마이크로그래피아』(Micrographia) 출판은 과학적 사고의 분수령이 되었다. 이 책은 베스트셀러가 된 최초의 과학서적이었고, 새로운 현미경 과학에 대중적 흥미를 유발하였다. 훅의 현미경 연구는 벼룩에 대한 연구를 포함한 38장의 도판이 있었으며, 나무의 '구멍'을 기술할 때 생물학적으로 처음 '세포'라는 단어를 사용하였다. 훅은 살아 있는 조직의 세포 구조를 보여주었지만, 생리학적인 기능까지는 알지 못했다.

역사가들은 후대의 생리학적 업적은 무색현미경(achromatic microscope)을 사용하여 연구한 19세기 독일의 병리학자 루돌프 비르쇼(Rudolf Virchow, 세포병리학과 사회의학의 창시자)에게 돌린다.[13] 모든 지상의 생물은 세포로 이루어져 있고 세포에 의지한다. 훅의 업적은 이어지는 시대에 옥스퍼드의 연구자들이 세포주기 조절, 림프구, 체세포 유전학을 정의하는 발견들과 존 거든이 정상세포를 미성숙 줄기세포로 재프로그래밍하는 연구로 2012년 노벨 생리의학상을 수상하는 정점으로 이어지는 지식의 기초를 형성하였다.

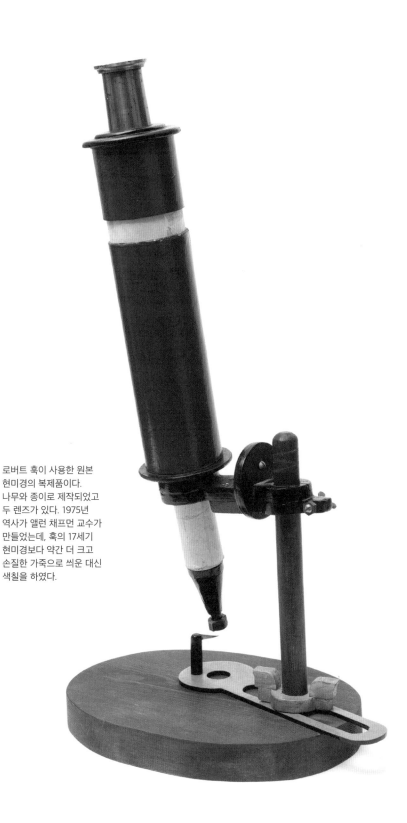

로버트 훅이 사용한 원본
현미경의 복제품이다.
나무와 종이로 제작되었고
두 렌즈가 있다. 1975년
역사가 앨런 채프먼 교수가
만들었는데, 훅의 17세기
현미경보다 약간 더 크고
손질한 가죽으로 씌운 대신
색칠을 하였다.

현미경은 프랜시스 베이컨의 추종자들을 사로잡았다. 현미경은 소중한 연구 도구였으며 동시에 상당한 즐거움을 선사하였다. 현미경의 사용은 한때 대중을 끌어들이는 수단이자 풍자의 대상이었다. 특히 예리하게도 제임스 해링턴*(James Harrington)은 "옥스퍼드의 학자들은 두 가지에 능한데, 공공예산을 줄이고 이(벌레)를 증식 시킨다"고 풍자했다.[14] 훅이나 그의 동료들에게 현미경은 사소한 것이었다. 다른 과학 도구들처럼 인간의 자연적 장기들을 강화하기 위해 사용되는 '인공 장기'일 뿐이었다.[15]

훅은 허파에 있는 공기가 혈액의 색상을 변화시킨다는 것을 밝힌 리처드 로워와 같이, 로버트 보일의 실험에 사용된 복합현미경과 공기펌프를 발명하였다. 옥스퍼드 의학의 황금기에 나타난 훅의 천재성은 그의 과학적 연구에서 나타난 폭넓은 지적 시각에 기인한다. 그는 새로운 실험적 방법을 열심히 주창한 사람 중 하나였는데, 과학자, 건축가, 발명가로서 워낙 뛰어나 때로는 '런던의 레오나르도 다 빈치'라고 불리었다.[16] 그 당시 명사였던 작가 존 오브리*는 훅의 능력을 최고로 평가하였다. "그는 분명히 이 시기 전 세계에서 가장 위대한 기술자(Mechanick)이다."[17]

1665년 훅의
『마이크로그래피아』
(Micrographia)
출판은 과학적 사고의
분수령이 되었다. 이 책은
베스트셀러가 된 최초의
과학서적이었고,
새로운 현미경 과학에
대중적 흥미를 유발하였다.

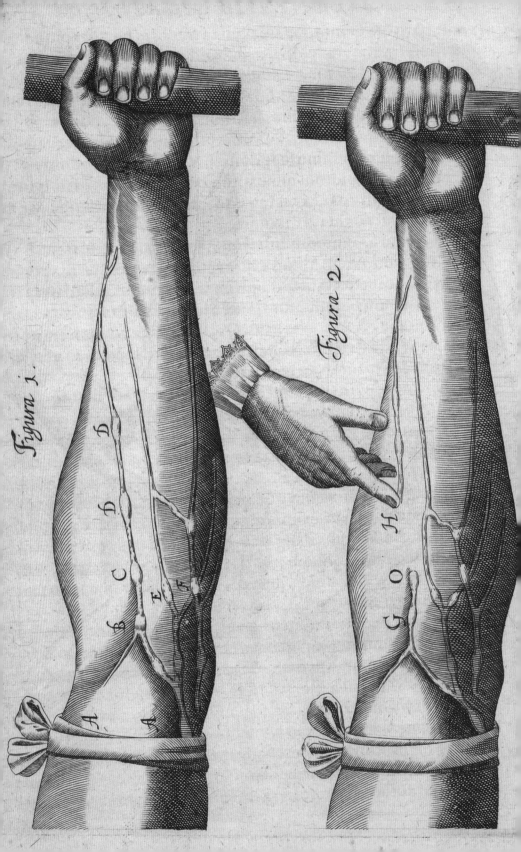

4

윌리엄 하비(1578-1657)
혈액 순환

1628년 10월 얇고 볼품없는 한 책자가 프랑크푸르트에 살던 영국인에 의해 출판되었다(심지어 연례 도서전시회에서 대표도서가 되었다). 책자는 조악한 용지에 작고 뭉뚝한 활자로 인쇄된 72쪽의 라틴어 본문을 담았는데 거의 모든 쪽마다 오류가 있었다.[18] 서양과학사에서 가장 영향력 있는 책 중의 한 권이 이렇게 상서롭지 못한 모습으로 나타났는데, 짧은 제목은 '심장 박동에 관하여(De motu cordis)'라고 알려졌다. 이 책은 수년간 연구와 논쟁의 정점으로서 혈액 순환과 이를 진행시키는 복잡한 기전을 최초로 정확히 규명하였는데, 국왕 찰스 1세에 대한 헌정을 포함하며 신체 전체를 운행하는 혈액의 움직임을 명확히 설명하였다. 이 책의 영향력과 저

팔뚝의 혈액 순환
(하비, 1628,
옥스퍼드 보들리언
도서관)

자인 윌리엄 하비의 영향력은, 전기작가의 표현에 의하면, "다윈의 진화설과 뉴턴의 중력 이론만큼 위대하였다."[19]

하비의 이름은 의학 역사의 가장 선두에 위치한다. 혈액 순환을 발견하기 위해 실험적 방법을 적용했기 때문이다. 그는 데카르트˚, 갈릴레오˚, 케플러˚, 메르센˚과 함께 유럽 전역에 실험과학의 물결을 촉발하였다. 1600년 그는 이탈리아 파도바로 가서 토머스 와이어트˚(Thomas Wyatt), 필립 시드니˚(Sir Philip Sidney), 프랜시스 월싱햄˚(Francis Walsingham)을 포함하는 16세기 영국 동료 학자들과 함께 활동하였다. 그곳에서 그는 이탈리아의 해부학자이자 해부학 교수 히에로니무스 파브리시우스˚(Hieronymus Fabricius) 밑에서 연구하였고, 파브리시우스가 대학의 유명한 '해부극장(anatomical theater)'에서 죽은 범죄자나 살아 있는 동물들을 해부하는 것을 관찰하였다.

해부에서 하비의 탁월함은 많이 거론되었다. 한 관람자는 하비는 '해부 테이블에서 타의 추종을 불허하였고, 비교할 수 없을 만큼 좋은 솜씨'를 가졌다고 기록하였다.[20] 하비의 연구가 성공한 비결은 이탈리아에서의 교육 덕분이었다. 이곳에서 그는 재료과학적 진리의 근원으로서 자연에 의지하였다. 그는 나중에 '나는 철학적 공리가 아니라 해부와 자연의 구조로부터 해부학을 배우고 가르친다'라고 기록

존 오브리를 위한 하비의 처방, '농양을 방지하기 위한 제거술'. (옥스퍼드 보들리언 도서관)

하였다.[21]

    해부학적 연구, 특히 교육과 연구를 위한 시체 해부는 유럽 대학에서는 흔한 일이었지만 생리학적 작동에 대한 근본적 이해는 수세기 동안 변하지 않았다. 매우 보수적인 의과대학은 여전히 갈레노스 (Galen, 129-200)의 고전적 인식을 따르고 있었고, 하비는 이들에 대한 반증을 신중히 진행하였다. 하비의 해부가 심장과 혈액에 대한 갈레노스 이론의 오류를 보여줄 때면, 하비는 인간의 신체가 로마 시대부터 지금까지 달라져 왔다고 교묘하게 제시하였다.

하비의 주요 관심은 수력학 분야에 있었다. 전통적으로 동맥이 능동적 박동 기능이 있다고 가르쳤으나 하비는 동맥이 마치 급속히 발전하는 런던의 상수도 수도관처럼 '수동적'임을 깨달았다. 동맥 혈액은 단지 심장의 '활발한 박동'에 의해 펌프질되고 있으며, 이렇게 심장을 강인하고 복잡한 기계로 인식하는 것은 데카르트 같은 새로운 기계론적 철학자 세대에 지대한 영향을 미쳤다.[22]

하비는 옥스퍼드에서 단지 4년을 보냈지만, 다른 동시대 학자처럼 그 기간은 매우 중요했다. 하비는 왕의 주치의 신분으로 옥스퍼드에 도착하였는데, 그의 명성은 의대 교수들과 학생들에게 새로운 활력을 불어넣었다. 하비의 뛰어난 기술을 좀더 넓은 해부학과 생리학 분야에 적용하여 그를 돕거나 혈액순환 연구에 뚜렷한 공헌을 한 동시대 학자들은 매우 많다. 이러한 실험 생리학 학생들과 옹호자들은 하비가 1642년과 1646년 사이 옥스퍼드의 머튼 칼리지 대학장으로 있을 당시 그와 직접 접촉하였다. 이 시기에 1651년 발표된 하비의 탁월한 발생학 저서 『동물발생론』(De

generatione, Exercitationes de Generatione Animalium)을 위한 연
구 작업이 공고히 진행되었다.

tuofum finum vi injiciatur, mox enim
confpicietur, prope glandulam pitui-
tariam diverfis in locis erumpere at-
que fcaturire: certo utique indicio,
quicquid feri a cerebro fecernitur, in
fanguinem denuò refundi, eique com-
mifceri.

CAP. III.

Sanguinis Motus & Color.

*De celeritate circulationis & quæ fit
differentia inter fanguinem venofum
& arteriofum.*

Poftquam ad hunc modum con-
ftitit qualis cordis fabrica fit,
unde ejus motus provenit, qui-
bufque de caufis motus ejus alteretur,
& quales effectus & fymptomata alte-
rationes iftæ fanguini inducant, reftat
ut quàm celeri curfu fanguis omnis per
cor circuletur proximè oftendam.

De

De motu fanguinis per ventriculo
cordis quæcunque ante *Harveium* au
thores tradiderunt,tam inania & futili
funt ut fponte fuâ jam evanuerint
Quinimò & inter pofteros qui in
ventam ab ipfo circulationem amplex
funt, utcunque, ipfa hypothefi cogen
te, totum fanguinem tranfire cor &
circulari ftatuunt, de tranfitûs tame
celeritate & quantitate fanguinis qua
libet vibratione expreffi ita fcripferunt
ut fabricam cordis motufque ejus non
fatis attendiffe videantur: Nam ple
rique guttulas aliquot, aut fcrupulum
aut drachmam unam, pauci femiun
ciam tantùm fanguinis fingulis pulfi
bus expelli concedunt. Et quiden
fatendum eft in diverfis animalibus pro
variâ corporis magnitudine, cordi
ventriculos plus aut minus continere
& ejicere; verum in homine aut ma
jore quovis animali tam exiguam quan
titatem quolibet pulfu tranfmitti,quàn
fit inconfultum afferere ex fequentibu
patebit.

Equidem in eâ opinione fum totam
fanguinis maffam qualibet horâ non
felem

5

리처드 로워 (1631-1691)

혈액, 수혈과 호흡

'Sanguinis Motus & Color', 혈액의 산소화를 설명하고 있다. (1669, 옥스퍼드 보들리언 도서관)

리처드 로워는 1643년과 1667년 사이 옥스퍼드에서 번창했던 과학자 집단의 뛰어난 일원이었다. 이 집단의 많은 이들이 훗날 런던으로 이주해 왕립학회의 핵심을 이루었다. 로워는 해부학과 생리학 분야 연구에 주목할 만한 기여를 하였고, 의사로 활동하면서 훗날 런던의 선두적인 의사가 되었다. 그는 전문 해부학자였는데 자연철학 교수였던 토머스 윌리스가 인정했듯이 "우리가 신경해부같이 훨씬 더 어려운 작업에 돌입할 때, 이 연구자의 진정 뛰어난 재주와 지치지 않는 인내는 매우 뚜렷해서 어떤 장애물도 그의 노력을 방해할 수 없었다."[23] 하지만 로워는 그의 뛰어난 성취에도 불구하고 토머스 윌리스, 로버트 보일, 존 로크, 로버트 훅 등 저명한 동시대 학자들에 가려져 잘 알려지지 않았다.

1640년부터 1660년에 이르는 혁명적인 시기는 영국 생리학 발전에 큰 영향을 끼쳤다. 짧은 기간 옥스퍼드 생리학자들의 저작물은 갑자기 영국을 국제 의학 연구의 정점에 올려놓았다. 17세기 의학에 대한 옥스퍼드의 기여에서 핵심은 윌리엄 하비의 연구에 기초하여 심장 기전을 자세히 밝힌 로워의 연구였다. 이 연구는 1669년 『심폐계』 (Tractatus de corde)로 출판되었다. 하비의 혈액순환 발견은 옥스퍼드 자연철학자들의 실험적 속성과 결합하여 동물 간

존 로크의 의학 노트. 리처드 로워의 처방을 로크가 영문으로 기록하였다. (옥스퍼드 보들리안 도서관)

수혈을 시도하는 추진력을 제공했다. 1667년 로워는 에드
먼드 킹(Edmund King)과 함께 영국 최초로 인간에서 수혈을
시행하였는데, 이는 장 바티스트 드니 (Jean Baptiste Denis)
가 파리에서 최초로 인간 수혈을 한지 5개월 후였다. 로워
는 케임브리지대 학생이었던 아더 코가(Arthur Coga)에게 양
의 혈액을 수혈 받도록 설득하였다. 양의 피를 수혈받은 코
가는 놀랍게도 생존하였고, 한 달도 채 지나지 않아 같은 시
술이 왕립협회의 동료들을 위해 반복되었다. 코가는 스스로
수혈의 효과를 기술하였다.

호흡의 기능과 동맥 및 정맥 혈액 간 색상 변화에 대한 관계는 로워와 동료들의 연구를 유도하였다. 1667년 10월 로워와 훅은 폐정맥을 절개하여 장밋빛 붉은 혈액이 나타나는 실험을 하였는데, 이는 혈액 색상의 변화가 이전 생각처럼 좌심실이 아니라 폐에서 일어남을 보여주었다. 동물 (개를 사용)을 질식시키면 폐정맥 혈액은 자주색으로 유지되었는데, 이는 폐순환 중 혈액에 들어가 색상 변화를 유발하는 것이 생명 현상에 필수적임을 보여주었다. 따라서 로워는 의학 역사상 혈액 색상의 변화 원인을 최초로 설명한 연구자였다.

1669년 로워는 그의 해부학적 · 생리학적 성취를 요약한 저서(『Tractatus de corde』)를 출판하였는데, 이 책은 의학의 고전으로 널리 인정받는다. 그러나 혈액수혈이나 동맥혈액의 색상 변화에 대한 설명 등 로워의 업적에 대한 충분한 의미가 확인되기까지는 더 오랜 시간이 지나야 했다. 로워는 실로 자신의 시대를 밝혔지만, 실험으로 형성된 그의 통찰은 그 후에도 수세기간 울려 퍼졌다.

17세기 의학에 대한
옥스퍼드의 기여에서
핵심은 윌리엄
하비의 연구에
기초하여 심장
기전을 자세히 밝힌
로워의 연구였다.

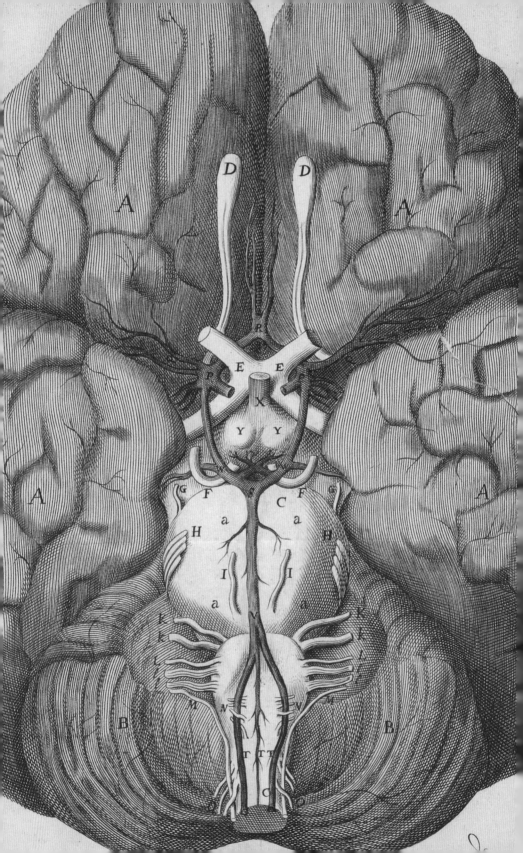

6

토머스 윌리스(1621-1675)

신경학의 시작

1646년 크롬웰의 의회파가 옥스퍼드를 점령하자 왕당파의 탈출이 이어졌다. 국왕의 지지자들은 자발적 또는 강제적으로 옥스퍼드를 떠났다. 그럼에도 17세기 선도적 학자 중 한 명인 토머스 윌리스는 새로운 의회파 근거지에서 성공적인 경력을 쌓아가며 당시 세태를 교란시켰다. 윌리스는 확고한 왕당파였지만 옥스퍼드에 남아서 1660년 왕정 복고 때 옥스퍼드 대학 교수로 임명되기 전까지 정기적인 진료를 하였다.

윌리스는 훅, 로워와 함께 초기 근대과학 연구의 거인으로 남았다. 뇌와 신경계에 대한 그의 저작물들은 초보적인 의학 지식과 진료의 진보에 있어 핵심적인 발견들이었고, 17세기 옥스퍼드 의학 유산에서 중요한 자리를 차지한

대뇌동맥륜을 보여주는 크리스토퍼 렌의 도해, 윌리스의 『대뇌 해부학』(Cerebri anatomie). (1664, 옥스퍼드 보들리언 도서관)

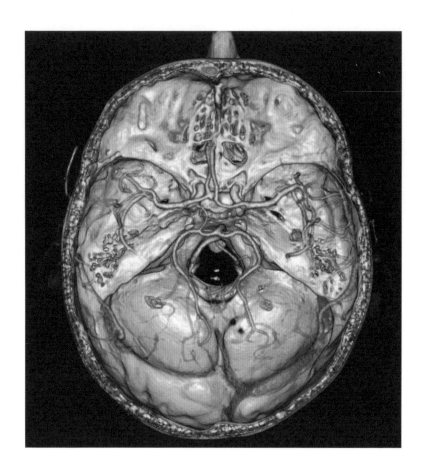

다. 시드넘과 마찬가지로 윌리스는 정식 의학교육에 있어

운이 좋았다. 교육기간이 짧았던 것이다. 그는 따분한 고

전적 의학교과서를 피하고, 나중에 왕립학회가 되었던 실

험 철학자 그룹의 초기 회원으로서 해부, 실험, 토론에 몰

두하였다. 독학을 한 윌리스는 1664년 처음 출판되어 영국

대뇌동맥류의
최신 이미지
(옥스퍼드 존 레드클리프
병원 신경영상의학과)

에서는 1681년 출판된 자신의 저서 『대뇌 해부학』(Cerebri anatomie)에서 '신경학(neurologie)'이라는 단어를 처음 사용하였다. 이 저서의 기원은 윌리스가 소뇌의 기능과 마비, 불면증, 간질, 히스테리, 경련 같은 기능장애들의 병리기전을 이해하고자 뇌 해부의 새로운 연구에 착수하기로 한 결정에서 비롯되었다. 1661년 윌리스는 '사프란과 다른 색상들의 액체 염료를 경동맥에 주입하여 혈액의 순환을 보는' 뇌 혈액순환 연구를 시작하였다.[24] 그동안 당시 의과대학의 일부이던 보들리언 도서관 강당에서는 크리스토퍼 렌과 리처드 로워의 도움으로 인간(시체), 말, 개, 고양이, 물고기, 양에 대한 해부가 진행되었다. 렌은 또한 뇌 하부 동맥환에 대한 그림들을 제공하여 당시 가장 진보된 신경해부학 문서인 『대뇌 해부학』의 출판을 도왔다.

『대뇌 해부학』은 주로 뇌 하부 동맥환인 '윌리스 환(대뇌동맥륜, circle of Willis)'에 대한 최초의 기술로 기억된다. 이러한 동명 용어는 훗날 스위스 해부학자 알브레히트 폰 할러°(Albrecht von Haller)에 의해 이루어 졌다. 말초신경계와 자율신경계에 대한 윌리스의 묘사는 오직 뇌와 척추에 대한 그의 선도적 연구와 어울릴 수 있다. 그는 최초로 정확한 관찰에 의해 뇌를 서술하고 도판화했는데, 뇌각(cerebral peduncle), 수질 피라미드(medullary pyramid)같이 그가 서술한 용어들은 현재까지도 사용되고 있다.

윌리스는 1675년 54세의 나이로 사망하였는데 지속되는 추모는 1675년 출판된 나다니엘 윌리엄스 (Nathaniel Williams)의 작품 「애가」에서 나타난다. 그의 열병, 화학, 치료법에 대한 저작들을 읽어 본 후 시인은 토머스 윌리스의 저서 『대뇌 해부학』을 다음과 같은 시로 칭송하였다.[25]

Thou knewst the wondrous art,
And order of each part
In the whole lump, how every sense
Contributes to the healths defence.
The several channels, which convey
The vital current every way;
Trackst wise nature everywhere,
In every region, every sphere,
Fathomst the mistery,
Of deep Anatomy;
Thunactive carcas thou hast preyd
upon,
And stript it to a sceleton,
But now (alas!) the art is gone,
And now on thee,
The crawling worms experience
their Anatomy.

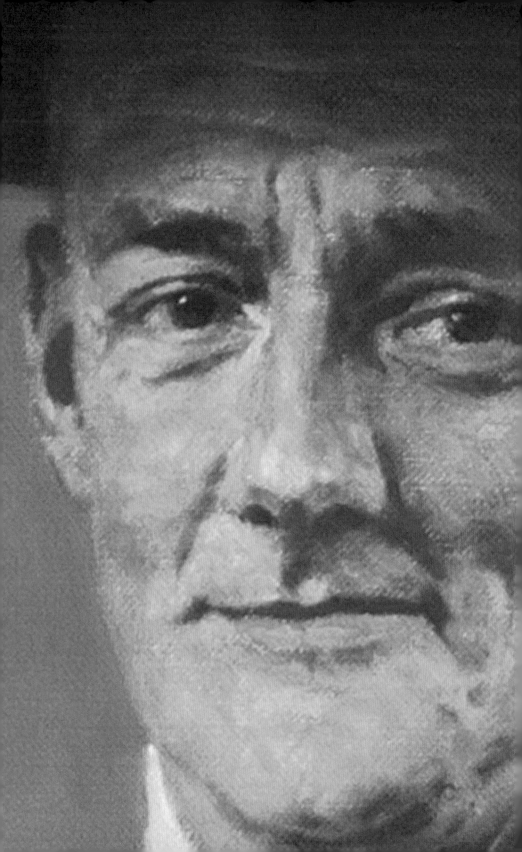

7

너필드의 기부

옥스퍼드 의과대학 설립의 기초

옥스퍼드는 케임브리지와 달리 20세기 들어 산업혁명을 겪었다. 훗날 너필드 경(Lord Nuffield)으로 알려진 윌리엄 모리스(William Morris, 1877-1963)는 옥스퍼드를 세계적인 자동차 생산 거점으로 탈바꿈시켰다. 20세기 중반에 이르러 28,000명 이상이 옥스퍼드에 있는 카울리 자동차 공장에서 일했고, 너필드와 같은 이름인 스포츠카 MG(Morris Garages)는 유럽과 북미에서 환영 받았다.[26] 1930년대 중반에 이르러 너필드는 영국에서 가장 부유한 기업가 중 한 명이 되었다. 미국의 록펠러나 카네기처럼 그도 엄청난 재산을 자선 사업에 사용했다. 그는 윈스턴 처칠의 경구를 포용했다. "우리는 얻은 것으로 생계를 유지하고, 준 것으로 생애를 만들어

너필드 경의 초상화
(현재 옥스퍼드 존
레드클리프 병원에
전시되어 있다.)

간다."[27]

　너필드는 평생 건강에 대해 염려하였다. 이러한 건강에 대한 불안이 의학에 대해 일찍부터 큰 관심을 갖게 했으며 의료계와 친분을 맺게 했다. 너필드는 초기에 옥스퍼드 의학교수 윌리엄 오슬러(William Osler), 후기에 옥스퍼드 교수 파쿠할 부저드(Farquhar Buzzard), 정형외과 의사 개돈 거들스톤(Gathorne Girdlestone), 마취과 의사 로버트 맥킨토시(Robert Macintosh), 신경외과 의사 휴즈 케언스(Hugh Cairns)와 교류했다. 1936년 너필드는 옥스퍼드 대학교 부총장에게 쓰기를 "의과학의 발전과 그에 바탕한 의술은 오랫동안 저의 주 관심사였다"라고 하였다.[28]

　그는 이백만 파운드를 기부하였는데, 기업 수준의 규모로 오늘날 십억 파운드(약 1조 4,429억 원) 이상의 큰 금액이다. 너필드의 관대함은 옥스퍼드 의학에 극적인 효과를 가져와 옥스퍼드 의과대학에 근대적 기초를 형성했다. 그의 첫 번째 기부는 너필드 의학연구소 설립에 사용되었는데, 옥스퍼드 천문대 자리에 위치했다. 천문대가 연구소로 발전하면서 의과대학 설립과 밀접히 연결되었다. 휴즈 케언은 하버드 대학교에서 하비 쿠싱(Harvey Cushing)과 일 년을 함께 지내며 옥스퍼드에 의과대학을 설립하는 생각에 사로잡혔고 너필드의 기부는 적절히 사용되었다.[29] 1930년대 말

옥스퍼드 그린 템플턴 칼리지의 천문대 건물. 1930년 윌리엄 모리스 경이 구입하여 대학교에 기부한 후, 1934년 너필드 의학연구소의 학자들이 입주하였다.

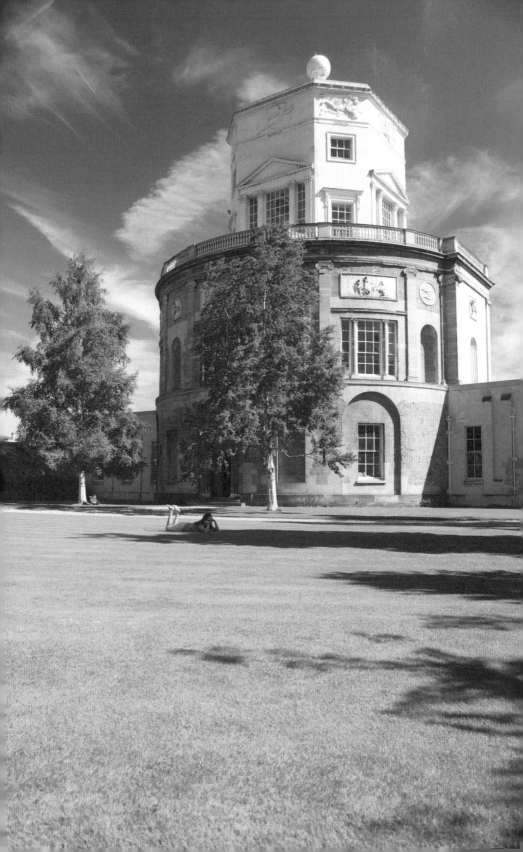

에 이르러 5개의 석좌가 설립되어 뛰어난 수준의 교수를 채용하면서 옥스퍼드 의학에 새로운 시대를 예고했다. 의과대학 설립은 5개의 너필드 교수직을 포함했는데 내과, 산부인과, 외과, 정형외과, 마취과 분야였다. 마지막 분야인 마취과는 특히 예지적이었는데, 이 자리에 임명된 맥킨토시는 유럽 최초의 마취과 교수가 되었다.

너필드는 모순적이고 논란의 여지가 있는 인물이었다. 그는 노동조합 운동에 반감을 가졌고, 그의 공장에서 노사관계는 자주 격동적이었다. 더구나 그가 오스왈드 모슬리(Oswald Mosley)의 영국 파시스트연합을 지지한 것은 그에게 도움이 되지 않았고, 국가적 분위기와 어울리지 않는 단순함과 경멸을 반영하였다.

반면 너필드는 병든 자를 고친다는 히포크라테스적 이상에 깊이 감동하여 이 분야에 지속적으로 기부하고, 헌신하였다. 그는 어릴 적부터 의사가 되려고 하였는데, 이 좌절은 개인에게는 실망이었지만, 옥스퍼드 의학에 있어서는 큰 행운이 되었다.

너필드는 병든 자를
고친다는 히포크라테스적
이상에 깊이 감동하여
이 분야에 지속적으로
기부하고, 헌신하였다.
그는 어릴 적부터 의사가
되려고 하였는데,
이 좌절은 개인에게는
실망이었지만,
옥스퍼드 의학에 있어서는
큰 행운이 되었다.

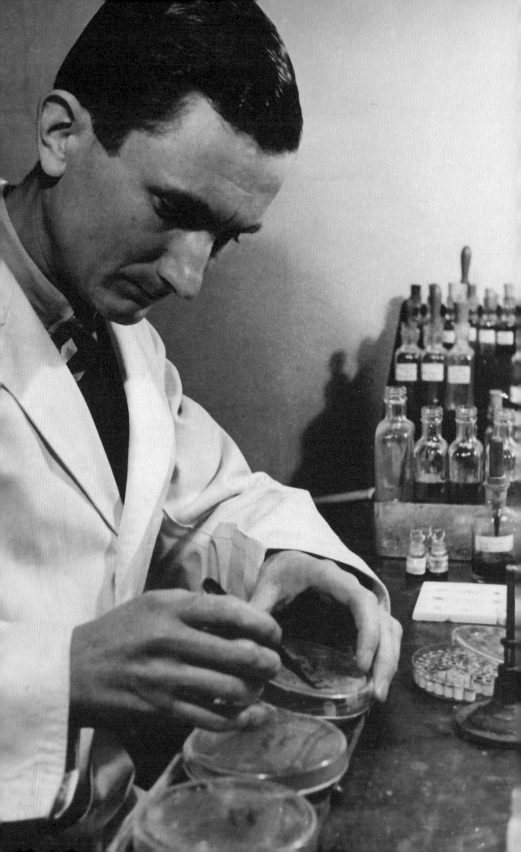

8

페니실린

세계를 향한 선물

페니실린의 개발은 의생명 과학의 역사상 가장 위대한 발견 중 하나다. 페니실린은 어느 약보다도 의술을 질병에 대한 비효율로부터 해방시키고 폐렴, 뇌막염, 패혈증같이 치명적인 감염증에 대한 치료를 가져왔다. 이 돌파구는 진실로 항생제 시대의 새벽으로 여겨지며, 이후 의학의 가능성에 대한 의사들과 사회의 인식을 전환시켰다.

생화학자 노만 히틀리(1911-2004)가 윌리엄 둔 병리학 부서에서 일하고 있다. 1941년 초 부서의 많은 부분이 히틀리가 페니실린 추출을 위해 고안한 기계들이 있는 공장으로 변했다.

미생물학자 알렉산더 플레밍(Alexander Fleming)의 페니실린 발견은 잘 알려져 있다. 덜 알려진 것은 페니실린이 수백만 명의 생명을 살리는 치료제로 전환되도록 한 1940년대 옥스퍼드 대학 과학자들의 결정적이고 영감을 주는 업적들이다. 전쟁 중 영국의 제한된 자원은 과학자들의 기술과 창의력을 모두 흡수했고, 영국 회사들이 상업적 생산을 할 수 없다는 것을 의미했다. 그러나 옥스퍼드 연구팀은 기발하고 즉흥적인 생산 시설을 통해 페니실린의 기적 같은 잠재성을 보여주면서, 충분한 양을 생산하는 데 성공하였다. 이 연구팀은 또한 그들의 기술을 미국 제약회사와 공유해 2차 세계대전 말기 페니실린 대량생산을 가능하게 했다. 이러한 공로를 인정하여 알렉산더 플레밍과 옥스퍼드 연구팀의 두 구성원 하워드 플로리(Howard Florey), 언스트 체인(Ernst Chain)이 '페니실린의 발견과 여러 감염질환에서의 치료효과'로 1945년 노벨 생리의학상을 공동 수상하였다.

결정적인 작업은 옥스퍼드 대학의 윌리엄 둔 병리학 부서에서 플로리와 체인, 그리고 노만 히틀리*(Norman Heatley)에 의해 이루어졌다. 히틀리는 비록 노벨상을 함께 받지는 못했지만, 그의 업적은 페니실린의 발명 이야기에서 가장 중추적인 것으로 여겨진다.[30]

히틀리는 신경외과 의사의 손을 가진 생화학자이자 발명의 달인이었는데, 솜씨 좋은 기술과 실용적인 생각에 바탕을 두고 (의생명 과학을 변혁시킨)항생제를 생산하는 첨단 기자재를 고안하였다. 호주 출신의 팀 리더 격인 플로리는 타협하지 않고 헌신적이며 외골수였다. 플로리의 박사과정 지도학생 중 하나였던 제임스 고원스에 의하면, 플로리는 추

페니실린 나트륨염기
결정 사진
(옥스퍼드 보들리언
도서관)

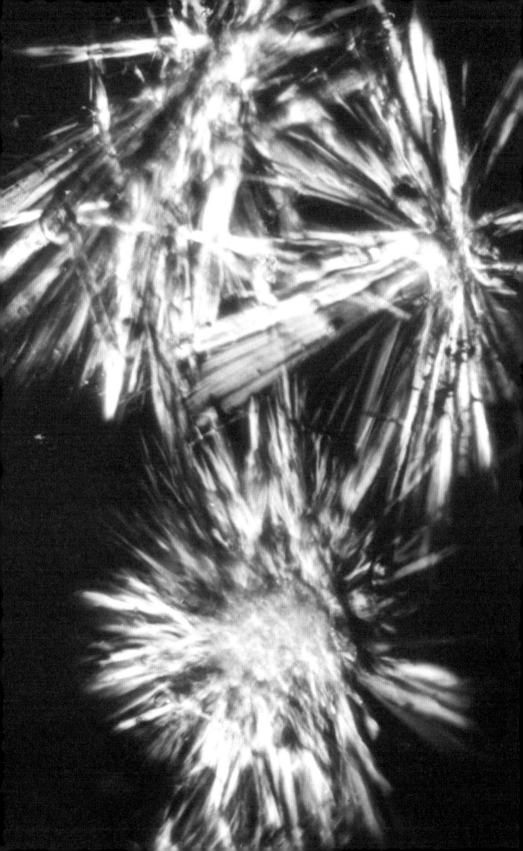

측을 싫어했으며 '가장 좋아한 것은 명료하며 효과적으로 보여주는 실험이었다'고 한다.[31] 바로 이러한 것이 정확히 플로리가 1940년 5월 25일 보여줄 수 있는 것이었다. 여덟 마리의 생쥐에 치사량의 연쇄상 구균을 주입하고, 그 중 네 마리에 페니실린을 투여했다. 항생제의 보호 효과는 놀라왔다. 플로리가 체인과 함께 링컨 대학에서 저녁식사를 한 후 실험실에 돌아와 예비 결과를 보았을 때, 그는 이 결과를 기적이라고 말했다.[32] 히틀리의 인간성은 뛰어났는데, 죽은 생쥐 네 마리를 집으로 가져가 자녀들이 입지 않는 옷을 입혀 자기 집 정원에 묻어 주었다.[33]

히틀리의 기여는 엄청난 의미가 있다. 1990년 그는 옥스퍼드 대학교에서 명예 의학박사 학위를 받았다. 옥스퍼드 800년 역사에서 의료인이 아닌 사람이 이 학위를 받은 것은 처음이었다. 수상식에서 70세의 여윈 생화학자는 '살아 있는 헤라클레스'로 불렸다.[34] 페니실린 발견의 주인공들을 평가하면서 윌리엄 둔 병리학 부서의 전 책임자이자 교수였던 헨리 해리스 경은 1998년 '플레밍 없이 체인이나 플로리가 없고, 체인 없이 플로리가 없으며, 플로리 없이 히틀리도 없고, 히틀리가 없으면 페니실린도 없다'라고 말했다.[35]

페니실린은 어느
약보다도 의술을 질병에
대한 비효율로부터
해방시키고 폐렴,
뇌막염, 패혈증같이
치명적인 감염증에 대한
치료를 가져왔다.

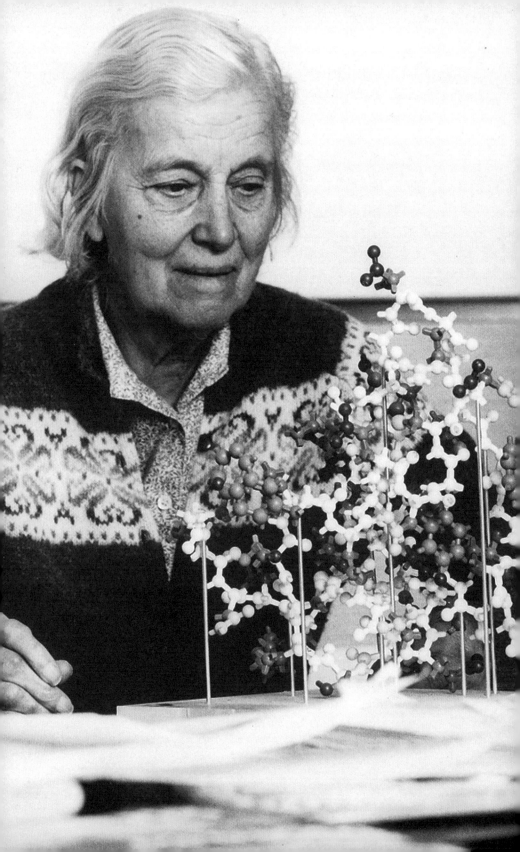

9

도로시 호지킨
과학 분야에서 노벨상을 받은 유일한 영국 여성

도로시 호지킨(Dorothy Hodgkin, 1910~1994)은 20세기 가장 성공적인 화학자 중 한 명이다. 선구적인 결정학 방법으로 페니실린, 인슐린, 비타민 B12의 구조를 규명하였다. 소녀 시절 도로시는 명반(백반), 황산구리의 결정체를 키우면서 화학에 입문하였다. 그녀는 후에 '나는 평생 화학과 결정체들에 사로잡혔다'고 회상하였다.[36]

호지킨은 1928년 옥스퍼드 대학 서머빌 칼리지에서 화학을 공부했고, 1932년 케임브리지대로 옮겨 선구적인 물리학자 존 데즈먼드 버널(John Desmond Bernal)의 지도 아래 박사과정을 밟았다. 버널의 실험실에서 그녀는 결정 단백질인 펩신의 최초 엑스레이 회절 연구를 진행하였다. 1934년

도로시 호지킨의 모습
(옥스퍼드 대학)

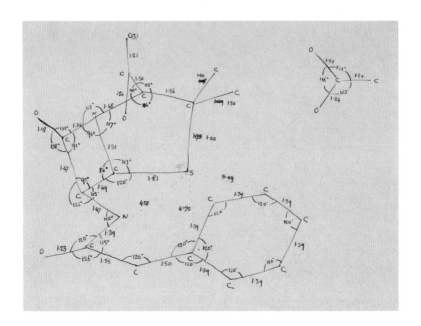

그녀는 옥스퍼드 대학 서머빌 칼리지로 돌아와 1974년 은퇴할 때까지 재직했다. 그녀의 엄청난 연구 결과들은 옥스퍼드 과학계 전반을 발전시켰을 뿐 아니라 화학자, 결정학자, 생물학자들에게 나아갈 방향을 제시하였다.

1941년 윌리엄 둔 병리학 부서의 하워드 플로리와 그의 연구진들이 페니실린 분리에 성공하자, 그들은 호지킨에게 페니실린의 분자 구조를 규명해 달라고 요청했다. 1945년경 호지킨은 원자들의 삼차원적 배치를 설명하는 성과를 이루었다. 그 연구의 중요성은 1947년 왕립학회에 선출됨으로써 인정받았는데, 첫 여성 회원이 선출된 지 2년 후의 일이었다. 당시 옥스퍼드 과학은 남성 중심이었으나, 호지킨의 선구자적 탁월함은 빛났다. 이는 그녀 자신의 경력을

'페니실린 최종 구조의 구상'
(호지킨의 화학구조 그래프, 1946, 옥스퍼드 보들리언 도서관)
호지킨은 중요 생화학 물질들을 엑스선 기술로 규명하여 1964년 노벨 화학상을 받았다.

풍성하게 했을 뿐 아니라 실험과학 분야에서 경력을 쌓아 가는 다른 여성 연구자들에게도 영감을 주었다. 유명하게도 마가렛 로버츠(Margaret Roberts)는 호지킨에게 직접 배우기 위해 서머빌 칼리지에 화학 전공으로 등록하였고, 이후 마 가렛 대처라는 이름의 영국 수상이 된, 최초의 여성이자 과 학자가 되었다.

호지킨은 옥스퍼드대 자연사 박물관 한쪽의 좁고 구

도로시 호지킨이 1943년 9월 29일 토머스에게 보낸 편지, '페니실린 반쪽이 처음 합성된 신나는 날'. (옥스퍼드 보들리언 도서관)

석진 방에서 자신만의 실험실을 꾸렸는데, 이곳에서 그녀는 단백질 결정학의 창설자로서 명성을 만들어 갔다. 도전은 엄청났는데 새로운 기술마다 성공적으로 규명할 수 있는 단백질의 크기가 제한되는 한계에 부딪쳤고, 규명하고자 하는 단백질마다 고유의 문제들이 있었다. 그럼에도 그녀의 변함없는 끈기는 1964년 노벨 화학상을 수상하며 널리 인정받았다. 그녀의 엑스레이 결정학 개발은 선구적으로 평가되었고, 널리 사용되는 기법이 되었다. 훗날 구조에 대한 지식이 기능을 이해하는 데 필수적인 많은 생물학적 물질의 구조를 규명하는 데 있어 결정적이었다. 호지킨은 분자 속에서 원자들이 어떻게 구성되는지 밝힘으로써 과학에 귀중한 공헌을 하였고, 생물학의 이해를 향한 소중한 로드맵을 제공하였다.

1995년 3월 4일 옥스퍼드 대학의 교회에서 열린 추도식에서 분자생물학자 맥스 퍼루츠 (Max Perutz)는 그녀의 인생을 다음과 같이 요약했다.

"그녀의 성품에는 마술 같은 게 있었다. 그녀는 적이 없었는데, 그녀가 그들의 과학적 이론을 무너뜨린 사람들이나 그들의 정치적 견해를 반대한 사람들 중에서도 없었다. ……그녀가 다른 연구자들의 실험실에 나타나는 것은 샘물처럼 놀라운 일이었다. 도로시 호지킨은 위대한 화학자, 성스러운 자, 관대하고 인간을 사랑한 자, 그리고 헌신적인 평화 주창자로 기억될 것이다."[37]

놀랍게도 그녀는 여전히 영국에서 유일하게 과학 분야 노벨상 수상자로 남아 있다.

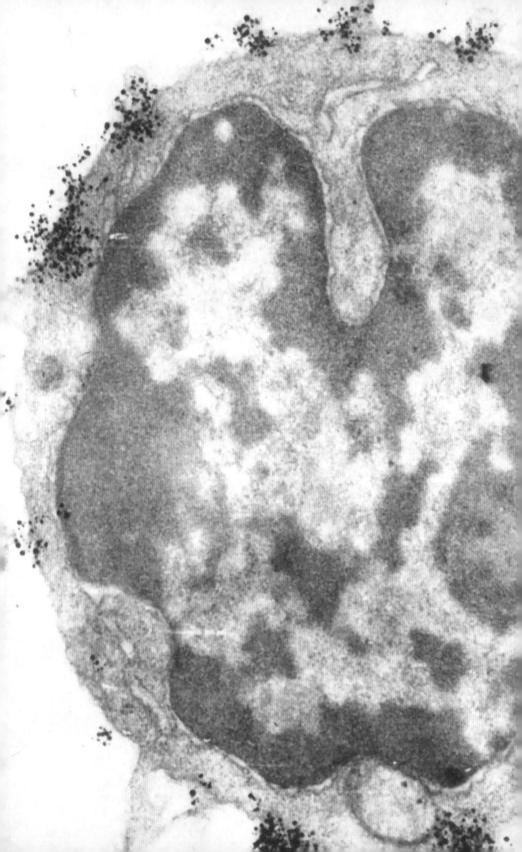

10

제임스 고원스

신비한 림프구

백혈구의 하나이며 신비스러운 림프구의 역할을 발견한 것
은 전후 의학의 획기적 발견 중 하나이다. 이는 '의학 지식
에서 가장 굴욕적이고 부끄러운 공백'을 조명했을 뿐 아니
라 면역학의 새로운 시대를 여는 발견이었다.[38]

1953년 제임스 고원스는 파리의 파스퇴르 연구소에서
안식년을 보내며 감염과 면역에 흥미를 가지게 되었다. 그
이후 옥스퍼드대 윌리암 둔 병리학 부서에 있는 그의 멘토
하워드 플로리에게 돌아왔다. 고원스에게 다양한 병리 질환
에서 다량으로 축적되는 림프조직의 주요 구성원인 소림프
구의 생활사는 유익한 연구 분야일 것이라고 조언한 사람
은 역시나 멘토인 플로리였다. 플로리는 젊은 생리학자에게

림프구는 척추동물
면역계에 있는
백혈구인데
상대적으로 큰 핵으로
구별된다.

연구 임무를 부여하며 습관적으로 큰 기대를 하지 않았다. "림프구의 역할은 내 실험실 한 세대를 통틀어 연구자들의 재치를 무력화시켰네, 고원스. 난 자네라고 이 운명에서 제외될 거라고 생각하지는 않는다네."[39]

고원스는 쥐에서 방사능 표지기법으로 혈액세포들의 경로를 추적하여 소림프구가 혈액에서 림프로, 또 다시 혈액으로 계속 순환한다는 것을 밝혀냈다. 이 효과적 실험으로 고원스는 림프구 경로의 신비를 풀어냈다. 이제 다음 질문은 '그 세포가 무슨 기능을 하느냐'였다. 고원스는 영국의 저명한 면역학자 피터 메더워의 도움을 받아 림프절이 면역성을 이동시킬 수 있음을 발견하였는데, 이는 피부 이식에서 차용이식(adoptive transfer)이라는 과정을 통해서였다.[40] 그러므로 면역과 면역반응은 림프 조직에 존재했던 것이다. 비록 림프구는 작고 매력적으로 보이지 않는 세포지만 고원스는 이 세포가 면역반응의 자리인 것을 증명하였다.

면역 시스템은 감염체에 대한 신체의 방어 기전이다. 곧이어 알려진 것은 림프구는 크게 두 종류, 즉 B 세포와 T 세포가 있고, 항체와 함께 항원에 대처한다는 것이다. 고원스의 혁명적인 통찰은 뉴욕의 의학자 조나단 우르*(Jonathan Uhr)와의 공동연구를 통해 림프구가 면역적인 세포 기억의 장소임을 보여주었다. 림프구는 한 번 형성되면 신체 안에

림프구의 중요한 세 종류는 T 세포, B 세포, NK 세포이다. T 세포와 B 세포가 적응면역반응의 주 세포들이다.

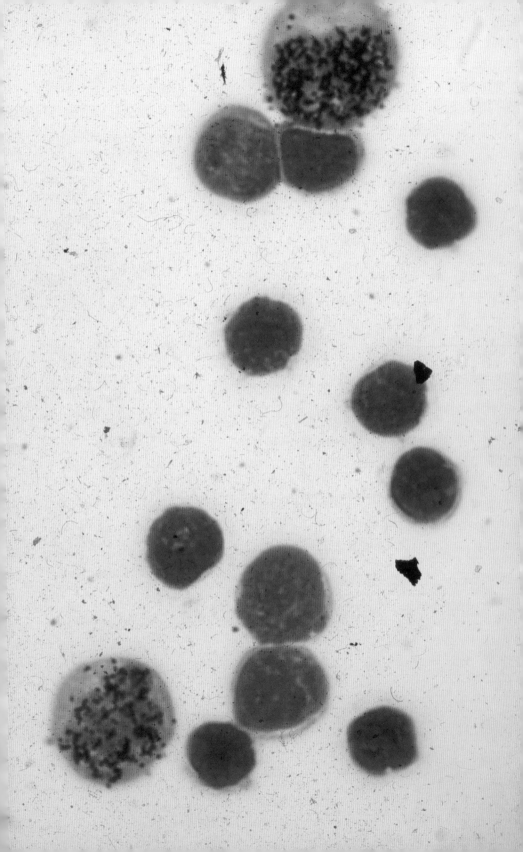

머무르며, 이후에 동일한 항원이 다시 나타나면 그 곳에서 자신의 역할을 수행하게 된다. 이런 식으로 만약 한 개인이 수두에 걸려 낫고 나면, 다시 걸릴 가능성은 매우 낮아진다. 림프구가 없으면 우리는 감염질환에 굴복하여 일찍 죽게 된다. 효과적인 백신의 사용은 림프구를 면역반응으로 유도하는 데 달려 있다. 이런 광대한 미시적 방어기전은 동시에 생물학적 난점을 부여하기도 한다. 점차 인구 집단이 노령화하면서 장기이식의 수요는 증가하는데, 이는 면역 억제제 없이 이루어지기 어렵다. 면역을 억제하는 것은 위험한 일이며, 정상적으로는 환자를 림프구에 의해 제어되는 감염에 취약하게 만든다.

1962년 당시 캘리포니아 스탠포드 의과대학 학생이던 어빙 와이즈만(Irving Weissman) 교수는 고원스가 그의 업적에 대해 역사적 연설을 하는 뉴욕 과학아카데미 모임에 있었다. "나에게 그 순간은 형태학적 암시에서 생리학적 생체실험에 의한 정의로 양자비약(quantum jump)을 하는 듯 번쩍이는 명료함이었다. 나는 과학 연설에서 유일하게 본 기립 박수 관중 속에 있었다."[41]

그러므로 면역과
면역반응은 림프 조직에
존재했던 것이다.
비록 림프구는 작고
매력적으로 보이지 않는
세포지만 고원스는 이
세포가 면역반응의
자리인 것을
증명하였다.

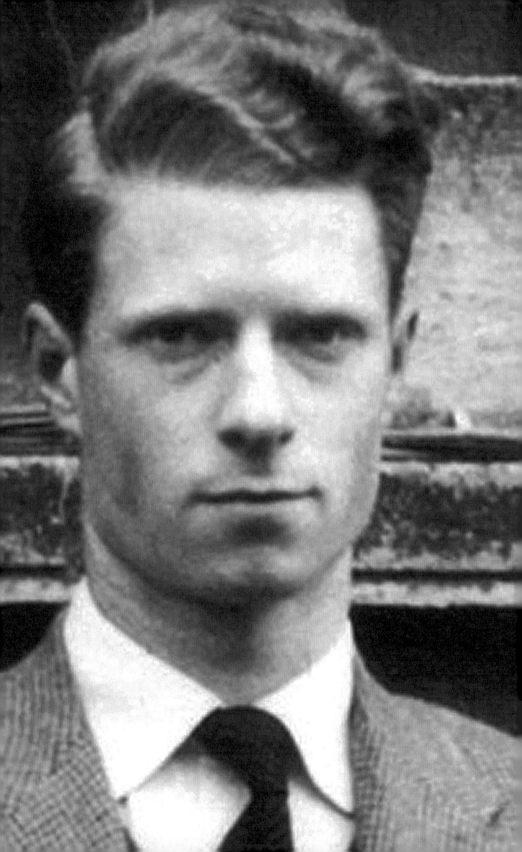

11

존 거든

클로닝 시대

옥스퍼드 과학의 세포와의 인연은 17세기 로버트 훅과 함께 시작되었다. 2012년 존 거든이 정상 세포를 미성숙 줄기세포로 재프로그래밍하는 연구로 노벨 생리의학상을 수상하면서 인정과 축하를 받았다. 그는 성숙한 전문 세포들이 인체의 모든 조직으로 분화되는 미성숙 세포로 재프로그래밍될 수 있다는 발견으로 일본의 의학자이자 줄기세포 연구자인 야마나카 신야와 공동으로 노벨 생리의학상을 수상하였다. 스웨덴의 의과대학 카롤린스카 연구소 노벨상 위원회는 거든과 야마나카에 대해 언급하기를 "그들의 발견은 세포들과 생물들이 어떻게 발달하는가에 대한 우리의 인식을 혁신시켰다"[42]고 밝혔다.

존 거든.
(옥스퍼드 대학교
동물학과, 1958년)

존 거든은 과학 경력의 대부분을 케임브리지에서 보냈지만, 그에게 노벨상을 안겨준 것은 옥스퍼드에서 수행한 연구 결과였다. 거든은 1956년 동물학과에서 저명한 발생학자인 미하일 피쉬버그(Mikhail Mischa Fischberg)의 지도하에 박사학위 실험을 시작하였다. 그는 핵 이식(nuclear transfer)이라는 기술을 사용하여 분화와 발달이 가변적이라는 것을 보여주었다. 이것은 매우 중요한 발견이었는데, 성인은 세포 기능의 고정된 종점이라고 널리 믿어져 왔기 때문이다.[43] 1962년 발표된 거든의 고전적 실험에서 그는 개구리(South African clawed frog) 난세포의 미성숙 핵을 성숙한 장세포의 핵으로 대체하였는데,[44] 변형된 난세포는 정상 올챙이로 발달하여 정상적인 개구리로 살았다. 거든의 실험실 동료였던 세포 생물학자 톰 엘스데일(Tom Elsdale)은 '그는 대단한 기술과 일관성을 보여주었고, 그것으로 결과를 얻어낸 사람이었다'고 기록하였다.[45]

거든은 옥스퍼드 크라이스트처치 칼리지에서 학사학위를 취득하였는데, 처음에는 고전을 선택했다가 동물학으로 전공을 바꾸었다. 그는 1960년 옥스퍼드에서 박사학위를 받았고 칼텍(California Institute of Technology)에서 박사후 연구원을 지냈다. 1962년 옥스퍼드에 보조 강사로 돌아왔으며, 10년 후 케임브리지 대학교 세포생물학 교수가 되었

1960년대 존 거든이 사용한 클로닝 장치 (복원), 현미경과 난자 조작장치를 가지고 있다.

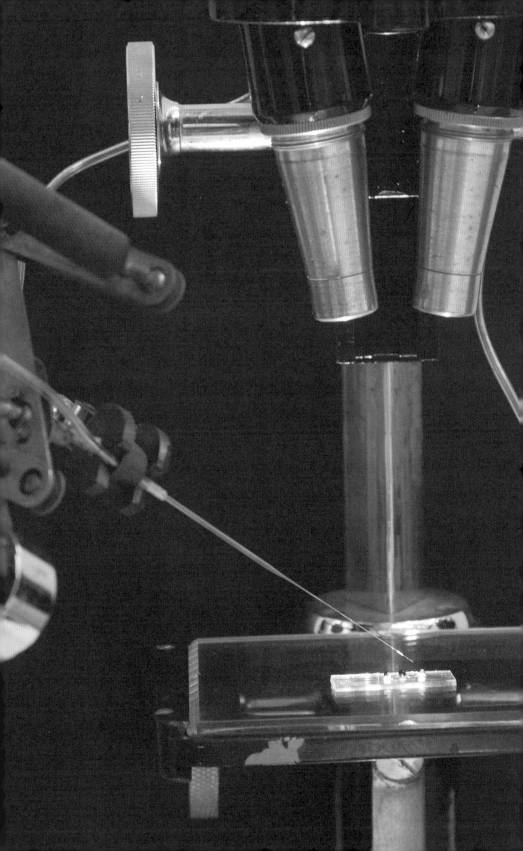

다. 옥스퍼드에 있는 동안 거든은 젊은 과학자들을 지원하는 베이트 연구비(Beit Fellowship)을 받았는데, 이 장학금 수상자 중 무려 일곱 명이 노벨상을 받았다.[46] 존 거든의 노벨상 수상에서 특이한 것은 획기적인 연구가 수행된 지 50년이 지난 후 야마나카의 최신 관련 연구와 나란히 상을 받았다는 점이다. 아마 많은 사건들이 결합되어 이 분야 연구자들은 기한이 많이 지났다고 인식하였을 것이다. 줄기세포는 확실히 과학적 유행이 되었는데, 가까운 미래에 연구결과를 의술에 적용하기 위해 케임브리지와 뉴캐슬 대학교에 관련 학과들이 번창하였다.

존 거든의 초기 연구 학생이었던 옥스퍼드 대학교 동물학과 크리스 그레이엄(Chris Graham) 교수는 동료의 과학적 지식에의 기여를 믿어 의심치 않는다. "거든은 한 개인에서 몇 개의 핵을 꺼내어 유전적으로 동일한 생물을 만들 수 있다는 것을 보여 주었고, 이는 위대한 성취다. 사람들은 클로닝에 대해 좋은 사건이라고 말하였지만, 존 거든의 연구로 그것은 현실이 되었다."[47]

1962년 발표된 거든의
고전적 실험에서
그는 개구리 난세포의
미성숙 핵을 성숙한
장세포의 핵으로
대체하였는데,
변형된 난세포는 정상
올챙이로 발달하여
정상적인 개구리로 살았다.

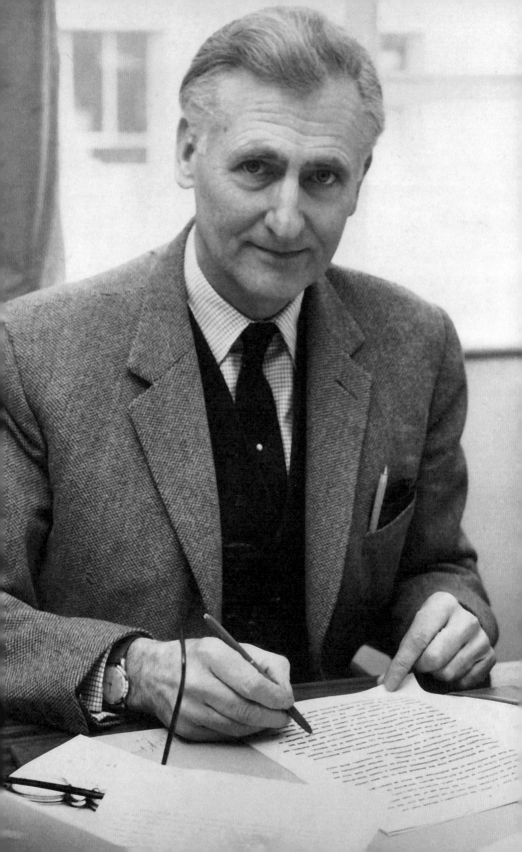

12

리처드 돌

역학

1950년 리처드 돌은 그의 멘토이자 의학통계학자인 브래드포드 힐(Bradford Hill)과 함께 흡연은 영국에서 빠르게 증가하고 있는 폐암의 중요한 원인이라고 밝혔다. 이때 그의 평생의 길은 정해졌다.

돌은 19세기 감염질환의 원인을 밝히기 위해 발전된 역학(epidemiological science)의 오래된 원리를 적용하며 근대의 파괴적인 질병인 뇌졸중, 심장마비 그리고 암의 원인을 발견하였다. 담배의 해독을 밝혀내고 금연 혜택을 교육전문가, 정치가 및 대중에게 알리는 것이 돌의 과학 경력의 중요한 부분을 차지했다. 그의 접근방식은 청진기보다는 통계학에 의지했고, 통계적 증거에 대한 그의 믿음은 공익에 대한

리처드 돌, 1960. 돌은 누구보다도 흡연이 건강에 미치는 영향에 대한 연구에 있어 선두의 위치에 있었다.

통계의 효과에 기초하고 있었다.

1951년 10월 돌과 힐은 영국의 모든 의사에게 짧은 설문지를 배포하였는데, 이 연구는 세계 곳곳에서 흡연과 사망의 연관성에 대한 전향적 연구로 점차 발전하였다. 돌의 연구는 금연의 혜택과 금연으로 인한 폐암, 심장마비 및 기타 흡연에 연관된 질환의 감소를 증명하였다.

돌은 영감을 주는 과학자였으며, 그 분야에서 가장 뛰어난 학자들을 옥스퍼드로 모이게 했다. 20세기 가장 뛰어난 암 역학자들에게 직접 배우면서 그 제자들은 그 분야의 영역을 전 인류 보건 혜택의 수준으로 확장시켜 나갔다. 옥스퍼드에서 돌의 경력은 세 가지 주요 성취들로 기억된다. 세계 최고로 옥스퍼드 의대를 발전시킨 공로, 지금은 그린 템플턴 칼리지로 바뀐 그린 칼리지의 설립, 그리고 그 자신의 연구 업적이다. 그는 27번째 내과교수(흠정 강좌 담당 교수, Regius Professor of Medicine)로 재직하면서, 그 의과대학에 임상생화학, 병리해부학, 소아과학, 사회의학 등 5개의 학과를 끌어들여 발전시켰다. 짧은 기간에 의과대학은 일 년에 백 명의 신입생을 입학시켰는데, 새 학과장들은 《옥스퍼드 메디칼 가젯 지》가 보도하듯이 '조직적인 확대 발전에 있어 필수적인 부분'이었다.[48] 그린 칼리지는 의학 전문기관으로서 지속적인 성공 일화가 되었다. 옥스퍼드 천문대 거리

(Observatory street) 일번지에서 리처드와 부인 조안은 아침 식사를 하며 학생들의 얼굴을 익혀 친밀하게 반겼다.

돌은 결코 은퇴하지 않았는데, 그의 회춘기적 연구의

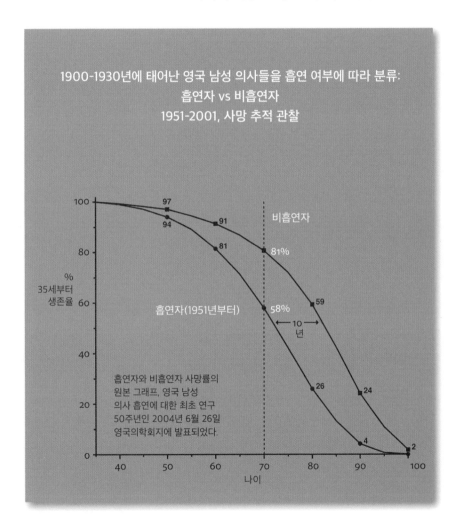

1900-1930년에 태어난 영국 남성 의사들을 흡연 여부에 따라 분류:
흡연자 vs 비흡연자
1951-2001, 사망 추적 관찰

비흡연자

흡연자(1951년부터)

81%

58%

10년

흡연자와 비흡연자 사망률의
원본 그래프, 영국 남성
의사 흡연에 대한 최초 연구
50주년인 2004년 6월 26일
영국의학회지에 발표되었다.

%
35세부터
생존율

나이

정점은 2004년 6월 26일 영국 남자 의사들의 흡연 습관을 50년간 관찰한 연구를 발표했을 때였다. 같은 해 아흔두 번째 생일날 돌은 그의 가까운 친구이자 연구 동료인 리처드 페토 경과 같이 옥스퍼드 의대의 주요 병원인 존 래드클리프 병원(John Radcliffe Hospital) 강당을 채운 의사들에게 연설을 하였다. 두 사람은 임상 연구와 실무에 대한 통계의 힘과 필요성을 인식하게 된 관중들 앞에서 여유롭게 편안하게 이야기했다. 돌은 세상을 이해시키려 했고, 사람들이 피할 수 있는 질병 부담으로부터 자유롭게 인생을 즐기도록 추구했다.

그의 연구는 혁신을 일으켰고 국가보건을 변화시켰다. 금연이 사망률에 그토록 극적인 효과를 가질 수 있다는 자각은 예방접종의 도입과 페니실린의 사용만큼이나 공중 보건을 근본적으로 향상시켰다. 옥스퍼드 실험과학의 위대한 전통 가운데 돌은 의학 선구자로서 궁극적인 헌신, 끈기, 온전함을 보여주었다.

담배의 해독을
밝혀내고 금연 혜택을
교육전문가,
정치가 및 대중에게
알리는 것이
돌의 과학 경력의
중요한 부분을
차지했다.

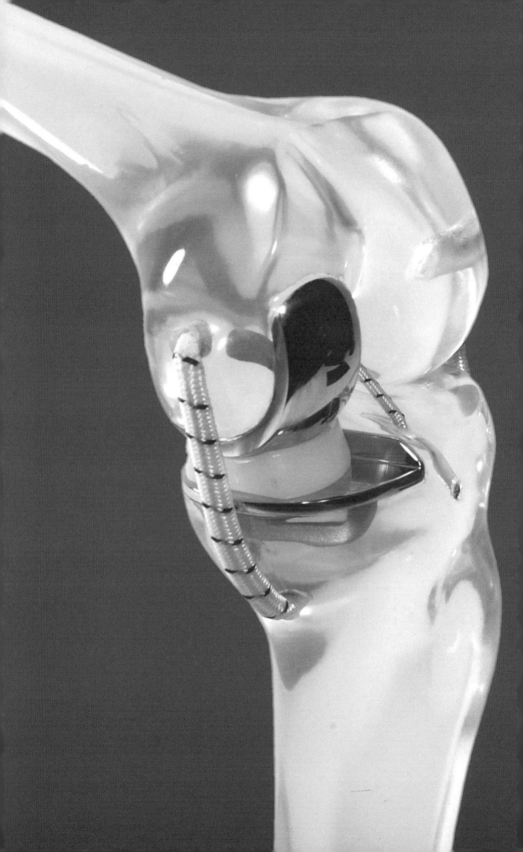

13

옥스퍼드 무릎
The Oxford Knee
관절 치환술의 혁신

옥스퍼드 무릎의
퍼스펙스 모델-한쪽
치환술을 보여주는데
메니스커스
(meniscus)의
플라스틱 조형물이
뼈에 부착된 금속
파트 사이에 끼어
있다. 옥스퍼드 무릎의
관절면 디자인은
1976년 처음 시술된
이래 바뀌지 않았다.

과학자들에게 우연한 발견이나 우연의 작용은 경력의 진행에 영향을 미치거나 가끔은 완전히 새로운 경력을 낳게 한다. 1964년 젊은 아일랜드 엔지니어였던 존 오코너는 옥스퍼드 세인트 피터 칼리지 공학과의 장학금을 받았다. 2년 후 대학신문은 그가 '꺾쇠로 고정한 관절의 피로강도'를 측정하기 위한 첫 번째 정규 연구비를 확보했다고 발표했다.[49] 곧이어 그는 옥스퍼드 헤딩턴의 너필드 정형외과 센터의 정형외과 의사인 존 굿펠로우(John Goodfellow)로부터 전화를 받았다. "당신이 꺾쇠 관절에 관심이 있는 걸 봤는데, 고관절에 관심을 가져줄 수 없겠소?"[50] 오코너는 이미 관심이 있었고, 그들은 함께 인간 고관절의 하중에 대한 연구를 시작했다.

10년이 지나갈 쯤 그들의 독특하고 흔하지 않은 공동 연구는 고관절 연구에서 훨씬 더 복잡한 무릎관절까지 나아갔다. 1970년대 무릎관절 치환술은 매우 드물었지만, 이런 수술에 대한 수요는 높았다. 무릎 골관절염은 요즘과 마찬가지로 당시에도 중년과 노년층의 고통스러운 거동 장애의 가장 흔한 원인 중 하나였고, 무릎관절 치환술 발전의 주된 요인이었다. 레오나르도 다빈치의 해부 그림에서 도움을 받는 한편, 수학적 모델을 사용하면서 그들은 전체 무릎관절 치환술에 대한 대안을 고안하기 시작했다.

선도적인 작업은 실험실에서 시작하여 수술실로 옮겨졌다. 오코너에게 이 과제는 지적으로 흥미진진했다. "메니스커스(meniscus, 반월판)와 연골들이 뼈 사이에서 이동 소켓을 이룬다는 사실이 우리에게 와닿았다. 자연이 무릎관절에서 이동적인 메니스커스 관절을 이용한다면 인공관절에선 왜 아니겠는가? 우리는 조각들을 실험실에서 만들었는데 금속과 플라스틱을 재료로 인간 무릎관절 복사품과 매우 유사하게 되었다."[51]

'옥스퍼드 무릎'으로 알려진 이 발명품은 무릎에서 손상된 반쪽만 대체하게 고안되어, 전체 치환술의 불가피한 문제점 중 많은 것들을 피할 수 있었다. 후자의 경우 전방

봉합하기 전 환자 무릎, 임프란트가 선명히 보인다.

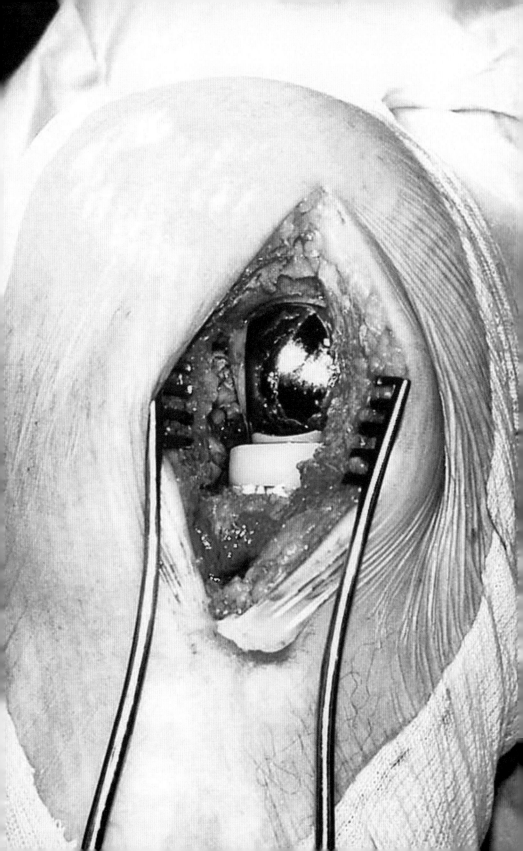

십자인대가 온전하더라도 무릎관절로 용이하게 접근하기 위해 절단되었다. 그러나 옥스퍼드 무릎의 알려진 장점 중 하나는 훨씬 덜 침습적이어서 전체 관절보다 손상 부분만 대체하며 모든 인대를 온전히 남겨 놓는 데 있다. 이는 적절한 수술 후 회복과 재활에 중요하다.

1976년 존 굿펠로우는 첫 번째 옥스퍼드 무릎 수술을 시행하였고, 2011년 9월에 이 선도적인 수술의 35주년 기념식이 옥스퍼드 케블 칼리지에서 거행되었다. 처음 정형외과 커뮤니티에서는 이 시술에 대해 회의적이었지만, 데이비드 머레이 교수와 크리스 토드 교수는 최소 침윤적인 수술기법과 이에 필요한 수술도구들을 개발하여 1998년 이래 세계적으로 만 명 이상의 외과의사들에게 어떻게 적절한 환자들을 가려내고 어떻게 수술하는지 가르쳤다.

이식 부품들과 수술도구는 스윈던과 브리젠드의 영국 바이오멧 사(Biomet UK Ltd)에서 제작된다. 오늘날 대부분의 옥스퍼드 무릎 수술은 옥스퍼드 바깥에서 활발하게 행해지며 보살핌, 자연, 우연한 발견이 이 발명의 원동력이라 할 수 있다.

무릎 골관절염은
요즘과 마찬가지로
당시에도 중년과
노년층의 고통스러운
거동 장애의 가장 흔한
원인 중 하나였고,
무릎관절 치환술 발전의
주된 요인이었다.

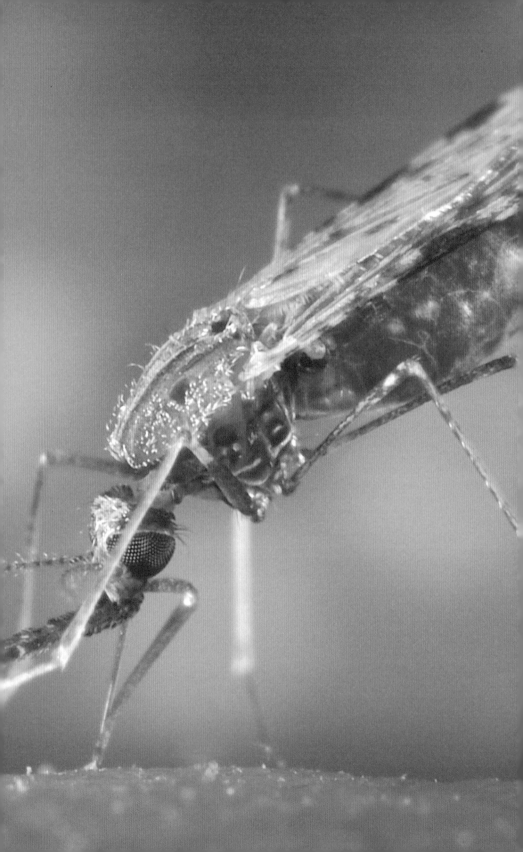

14

열대 의학

개발도상국에서의 다국적 협력

아직도 개발도상국에서는 북반구의 부유한 나라에서는 이미 박멸된 질환으로 매년 수백만 명의 사람들이 목숨을 잃는다. 이렇게 부당하고 피할 수 있는 비극이 너필드재단 내과교수인 데이비드 웨더럴(David Weatherall)이 1978년 뉴욕 록펠러 재단의 '인류의 가장 방치된 질병들'이라는 프로그램 수립을 위한 제안을 승낙한 이유였다. 이를 통해 이 분야 우수한 연구자들이 공동으로 협력연구를 하게 되었다. 같이 초대 받은 사람은 당시 웰컴 트러스트재단(영국의 생명과학·의학분야 지원재단)의 책임자였던 피터 윌리엄스(Peter Williams)였다. 유명하게도 스카치 한 잔에 건배하며 옥스퍼드 의학의 오랜 역사상 가장 탁월한 프로그램 중 하나가 이

얼룩날개 모기. 말라리아는 얼룩날개모기 속에 속하는 암컷 모기에 의해 사람 간에 전파된다.

루어졌다. 두 사람은 열대 지방에서 함께 생활하고 일했으며, 포스트식민주의 세계의 의학적 비전을 공유하였다. 그들의 전략은 '열대 의학'의 개념을 '열대에서의 의학'으로 전환하는 것이었다. 그들은 장기적인 연구비로 옥스퍼드 의학과 개발도상국 기관과의 지속적이고 진정한 협력을 이루는 것이 최선의 방법이라고 확신했다.[52]

이렇게 하여 1979년 5월 데이비드 웨더럴을 책임자로 태국 방콕에 마히돌-옥스퍼드-웰컴 유닛(태국 마히돌 대학과 옥스퍼드 의대, 웰컴 트러스트의 공동 연구 단체)이 개원했고, 1년 후 전염병 전문가 닉 화이트(Nick White)가 여기에 합류하였다. 그들의 공동 의지, 과학적 창의성과 확고함은 기초와 응용 모든 면에서 열대 의학 모델의 기초를 확립하였다. 화이트는 태국에서 30년 이상을 보냈는데, 특히 말라리아 통제에

말라리아 분포 지도. 퇴치를 위한 엄청난 노력에도 불구하고 말라리아는 가난한 열대 지역에서 여전히 심각한 보건 문제로 남아 있다.

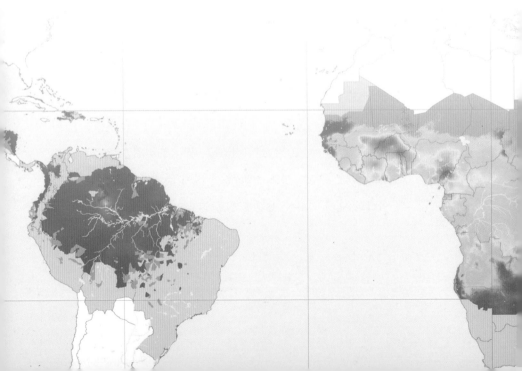

대한 그의 연구는 말라리아에 대한 일반 인식을 전환시켰다.[53] 임상시험과 메타 분석을 통하여 화이트와 그의 동료들은 전 세계적으로 심각한 팔시파룸 말라리아의 치료를 위해 퀴닌(키니네, 기나나무 껍질에서 얻는 알칼로이드)을 비경구 아르테수네이트로 대치해야 함을 명백히 보여주었다.[54]

방콕 유닛(마히돌-옥스퍼드-웰컴)의 성공은 옥스퍼드 연구자들에게 비슷한 연구를 하게끔 영감을 주었고, 말라리아가 창궐하는 아프리카는 당연한 선택지였다. 1987년 케빈 마시(Kevin Marsh)는 케냐 해안에 위치한 도시 킬리피를 방문하였는데, 이곳은 특히 말라리아에 의해 황폐화된 곳이었다. 그는 이 지역에서 과학, 임상, 역학적 방법이 통합된 말라리아 연구 프로그램의 큰 가능성을 인식하였다. 1989년에는 케냐 의학연구소-옥스퍼드-웰컴 프로그램이 시작되

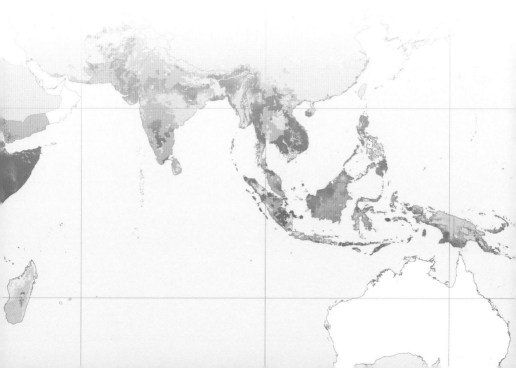

었고, 마시의 지휘 아래 아프리카에서 가장 효과적이고 권위 있는 연구기관으로 성장하였다. 연구소의 최첨단 실험실에는 800명의 직원이 있고, 말라리아 관리를 위해 아프리카 과학자들을 훈련시키고 있다. 기초연구, 치밀한 프로그램, 통합적 공중보건 조치들에 의해 한때 '방치된 질환' 중 최고라 불렸던 말라리아는 이제 아시아, 아프리카의 많은 나라에서 감소하고 있다.

열대 의학은 옥스퍼드의 위대한 업적 중 하나다. 이 구상의 설계자였던 웨더럴은 열대에서 일하기로 결정한 많은 의사들이 이타적이며, 피할 수 있는 질병으로부터 인류를 해방시키길 간절히 원한다고 밝혔다. 이러한 훌륭하고 감동적인 헌신은 열대 의학을 30년 이상 이끌었던 기풍이었다.

오늘날 옥스퍼드 의학은 인도, 중국, 동남아시아, 아프리카, 남아메리카에서 활약하고 있다. 이는 오늘날 옥스퍼드 대학교의 주요한 성취 중 하나로, 대학교의 국제적 위상과 훌륭한 덕망에도 기여하고 있다. 2012년《타임》세계 대학 평가는 옥스퍼드 의대를 정상의 자리에 올려놓았다. "옥스퍼드 의대를 진실로 뛰어나게 하는 것은 아프리카와 아시아 지역 열대 의학 네트워크 등 전 세계에 걸친 해외 연구집단에 의해 강화된 의학연구 부분이다."[55]

그들의 전략은
열대 의학의 개념을
'열대에서의 의학'으로
전환하는 것이었다.

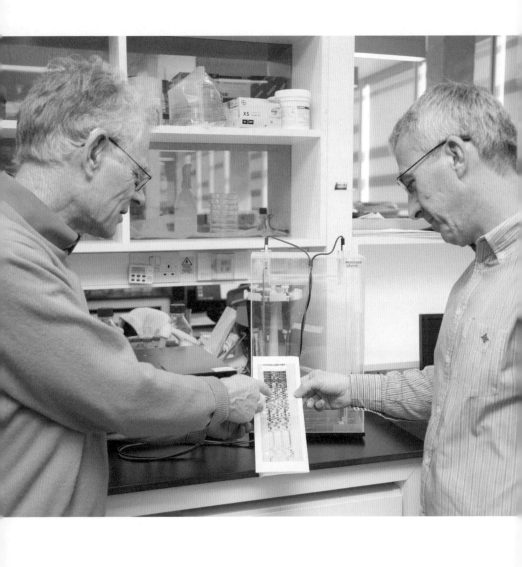

혈우병
선천성 혈액 질환

옥스퍼드 둔 병리학
부서에서의 조지
브라운리와 어빈 포돌,
방사선 표지 DNA를
생어 사슬 종결법으로
염기서열 결정하기
위해 아크릴라마이드
젤 분리한 자가 방사선
사진에 대해 토론하고
있다. 이 기법은
1980-1990년대에
일상적으로
사용되었다.

찰스 다윈은 질병 유전의 개념에 매혹되었고, 1920년대 옥스퍼드 내과교수였던 아치볼드 개로드(Archibald Garrod)는 어떤 질환들은 선천적으로 타고난 '대사 장애증'에 의해 일어난다고 결론내렸다.[56] 20세기 후반 들어 기초과학, 임상연구, 의술이 유전학의 형태로 같이 연구하게 되었다. 그 효과는 삶을 바꾸는 것이었고, 처음으로 질병이 어떻게 유전될 수 있는지 설명하였다. 유전학적으로 풀어야 할 한 가지 큰 미스터리는 바로 '혈우병'의 원인이었다.

혈우병은 제8인자 유전자(고전 혈우병)나 제9인자 유전자(크리스마스 병)의 돌연변이로 유발되는 드물고 선천적인 혈액응고 장애 질환이었다. 즉 선천성 혈우병의 두 종류 모두 X염색체 상에 위치한 유전자에 의해 결정되어 남성에게 질환이 발생하고 여성은 보인자(carrier)로 존재한다. 여성 보인자는 질환이 나타나진 않지만, 선천성 오류를 후손에 전달하여 남성 혈우병 환자를 발생시킨다.

혈우병은 이 질환이 역사의 흐름에서 중요한 역할을 할 수 있음을 전형적으로 보여준다. 빅토리아 여왕은 제9인 자 유전자의 돌연변이로 인한 보인자였는데, 주요 유럽 왕 가들과의 밀접한 관계로 혈우병은 러시아 및 에스파냐 왕 가로 전파되었다. 이는 빅토리아 여왕의 보인자 딸들과의 결혼을 통해서였다. 이 결과 혈우병은 일반적으로 '왕족 질 환'으로 알려지게 되었다. 로마노프왕조도 희귀한 B형 혈우 병의 보인자로 알려졌다.

오늘날 혈우병은 더 이상 죽음의 선고를 의미하진 않 으며 성공적으로 치료될 수 있는데, 이는 일차적으로 옥스 퍼드 과학자들의 창의성과 응용에 따른 것이다.

혈액학자 그윈 맥팔레인(Gwyn Macfarlane, 1907-1987)은 1940년 존 래드클리프 병원에 도착했다. 10년 안에 그는 항 혈우병 인자인 제8인자를 분리할 수 있었다. 이는 혈우병 환자를 치료하고 치명적인 출혈 없이 수술할 수 있는 가능 성을 열었다. 옥스퍼드는 곧 혈우병 연구를 선도하는 세계 적 기관으로 인정받았는데, 이는 혈액응고의 연쇄 효소 반

응을 분석함으로써 근대 의학에 공헌한 맥팔레인의 덕이
라 할 수 있다. 또한 제9인자의 결핍에 따른 질환은 옥스
퍼드에서 맥팔레인의 환자였던 스테펜 크리스마스(Stephen
Christmas)의 이름을 따서 '크리스마스 병'이라 알려졌다.[57]
보충요법의 도입은 혈우병 환자의 삶을 바꾸는 것이었다.
혈액응고 분야에서 별로 알려진 것이 없을 때부터 연구를
시작한 맥팔레인이 그 발전을 재조합 DNA 시대까지 목격
한 것은 대단한 성과였다.

　　추가적인 발전이 1970년대에 이루어졌다. 1974년 데
이비드 웨더럴이 너필드 내과교수로 임명되었는데, 그와
함께 혈액 질환에 대한 분자적 이해의 적용이 시작되었다.
1978년 분자생물학자 조지 브라운리가 케임브리지 의학연
구협의회 분자생물학 실험실에서 프레드 생어 (Fred Sanger)
와 연구한 후 옥스퍼드에 자리를 맡았다. 그의 도착은 획기
적인 전환을 알리는 것이었다. 과학적 분석이 기관에서 조
직, 세포를 지나 분자 수준으로 이동하였다. 브라운리 실험
실의 방문자들은 선구적인 염기서열 분석기술이 개발된 것
을 목격하였는데, 이는 질병 유전 분야에서 실질적인 적용
성을 가지고 있었다.

　　브라운리는 순수 과학에 관심이 있었지만, 또한 인간
질병들 특히 혈액 질환의 연구에서 분자적 기술을 적용할

수 있는 가치를 인식하였다. "나는 데이비드 웨더럴이 헤모글로빈과 지중해빈혈에 대해 연구하는 것을 알고 있어서 가고 싶지 않았지만, B형 혈우병은 흥미로웠고 그것을 연구하는 것이 내 입장에서는 자각 있는 결정이었다. 그것은 실현 가능했다."[58]

18개월 안에 브라운리와 그의 연구팀은 더 극적인 시대에도 올 수 없는 돌파구를 마련하였다. 에이즈 바이러스가 혈우병 환자들을 감염시켰고, 따라서 인간 혈액이 아닌 다른 종류로부터 유래된 제9인자가 긴급히 필요하게 되었다. 브라운리는 그의 연구를 쥐에서 시작하여 인간 제9인자 유전자를 성공적으로 클로닝하고 발현시켜 이전에는 혈액에서 유래한 위험한 제품에 의지하던 B형 혈우병 환자들에게 재조합 단백질을 공급하였다.[59] 브라운리의 연구는 혈우병 환자들에게 비극적 결과를 초래한 소위 '감염의 고속도로'에 종지부를 찍었다.

총괄하면 옥스퍼드에서 수행된 연구는 혈우병 환자의 삶을 부상에 대한 두려움과 조기 사망의 운명으로부터 그의 유전자가 고유의 혈액응고 인자를 거부하지 않음과 같은 것으로 전환시켰다.

가스 버너로 가열되는 황동
중탕냄비로 혈액응고 시간
측정에 사용되었다.
(1960)

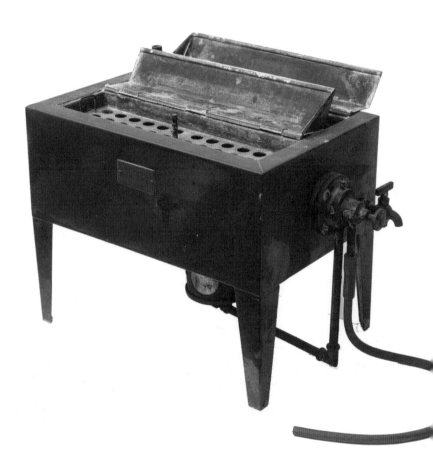

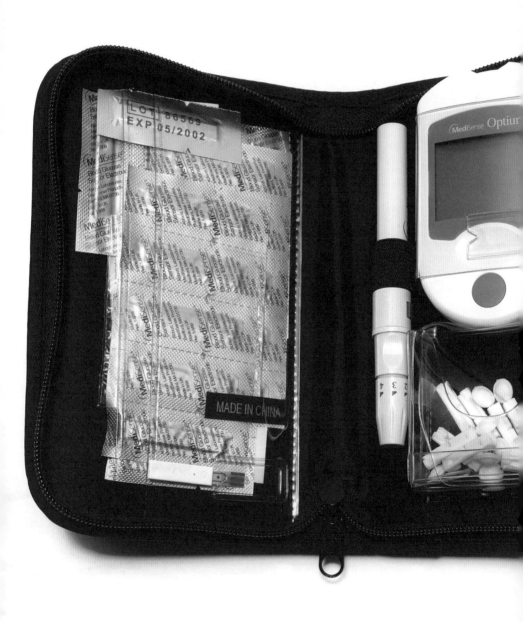

16

포도당 바이오센서

현대의 당뇨병

모든 인간은 생존을 위해 인슐린이 필요하다. 인슐린은 우리의 대사를 조절하여 혈류에 포도당이 위험한 수준까지 쌓이는 것을 막아준다. 그러나 인슐린 수준 조절이 실패하면 당뇨병이 발생한다. 당뇨병의 특징인 높은 혈당은 체중 감소, 복통, 흐린 시력 등 다양한 합병증을 유발할 뿐만 아니라 심혈관 질환으로 대표되는 장기 합병증의 위험을 현저히 증가시킨다. 당뇨병은 상당한 위협을 제기하는데, 전 세계적으로 빠르게 증가하고 있으며 영국에서만 3백만 명 이상이 당뇨병으로 진단 받았다.[60]

1982년 옥스퍼드 대학교 알렌 힐과 그 동료들에 의한 획기적 포도당 전극 발견은 수백만 당뇨병 환자들의 삶에

포도당 바이오센서는 전 세계 수백만 당뇨병 환자들의 혈당 측정을 위해 간편하고 필수적인 도구로 발전하였다. 1980년대 옥스퍼드에서 발명된 이래 270억 개의 혈당측정 스트립이 팔렸다.

실질적이고 전환적인 효과를 끼쳤다. 혈액 샘플의 포도당 양을 측정하는 힐의 발명품은 당뇨병 환자들이 불안에서 벗어나 그들의 상태를 쉽게 관리할 수 있게 했다. 이는 정확하고 분별력 있으며 편리한 바이오센서 덕분이었다.

힐의 발견은 그의 가족력에서 유래되었을지도 모른다. 그의 아버지는 2형 당뇨병으로 사망하였고, 헝가리 출신 처가에도 당뇨병 환자들이 있었다.[61] 또한 그의 선구적 연구에서 필수적인 세 가지 요소들은 시간, 영감을 주는 동료, 그리고 재정 지원이었다. 1976년부터 2년 동안 힐은 대학의 감독관이었는데, 그의 소중한 수요일 오후는 직무로부터 자유롭게 '연구팀과 교류할 기회를 주었고, ……만들어 나가고 생각하는 데 소중한 시간이었다.'[62]

처음에 힐의 연구팀 대부분은 전기화학, 핵자기 공명과 산화환원 활성효소로의 전자전달 분야를 연구하였는데 1980년대 이르러 이러한 실험들에서 중요한 돌파구를 이루었다. 힐과 그의 동료 그레이엄 데이비스(Graham Davis)는 이미 효소들의 전기화학 분야에서 성공적 연구를 수행하였지만 화학반응을 시험하는 그들의 시스템은 산소에 지나치게 예민하였다. 세 번째 과학자 토니 카스(Tony Cass)의 도움으로 연구팀은 '페로센'이라는 화합물이 적절한 효소들과 결합하면 그들의 실험에서 산소의 개입을 무용지물로 만든다는 것을 발견하였다. 그들이 더 나아가 그런 효소반응이 혈액 내에서 일어날 수 있다는 것을 밝혔을 때 포도당 센서의 기초는 확립되었다.

힐은 혈액 샘플을 측정하는 도구를 1977년부터 구상하고 있었다. 이제 그는 동료들과 더불어 센서의 테스트 스트립 위에 있는 혈액 한 방울에서 혈당치를 신속하고 정확하게 그리고 경제적으로 측정하는 기술을 개발한 것이다. 연구팀은 그들의 디자인을 대량생산하기 위한 재정지원을 찾고자 전국을 여행하였다. 비록 과학 커뮤니티는 지지해 주

왕립화학학회에 의해
수여된 국립 화학
랜드마크 명판.
힐, 카스, 데이비스가
1980년대 연구를
수행했던 옥스퍼드
실험실 벽에 있다.

RSC | Advancing the Chemical Sciences

National Chemical Landmark

Glucose Sensor

In this laboratory on 20th July 1982, Allen Hill, Tony Cass and Graham Davis made the crucial discovery which led to the development of a unique electronic blood glucose sensor now used by millions of diabetics worldwide.

16 July 2012

었지만 돈을 가진 쪽은 그리 내키지 않아 했다. 그럼에도 1980년대 말 새로운 센서를 생산하기 위해 '메디센스'라는 회사가 설립되었고, 1989년 드디어 제품이 시장에 출시되었다. 초기 펜 모양의 장치는 더 성공적인 '신용카드' 디자인으로 대체되었는데 좀더 사용자 친화적인 디스플레이로 신속한 결과를 나타냈고, 이제는 전 세계 당뇨병 환자들이 즉시 알아보게 되었다.

옥스퍼드 연구자 공동의 헌신은 옥스퍼드 무기화학 실험실에 있는 명판에 의해 기억되고 있는데, 그들의 업적을 적절히 요약하고 있다. "1982년 7월 20일 이 실험실에서 알렌 힐, 토니 카스, 그레이엄 데이비스가 이제 전 세계 수백만 당뇨병 환자들이 사용하는 독특한 전자 혈액센서 개발에 이르는 결정적 발견을 이룩하였다."

1982년 옥스퍼드 대학교 알렌 힐과 그 동료들에 의한 획기적 포도당 전극 발견은 수백만 당뇨병 환자들의 삶에 실질적이고 전환적인 효과를 끼쳤다.

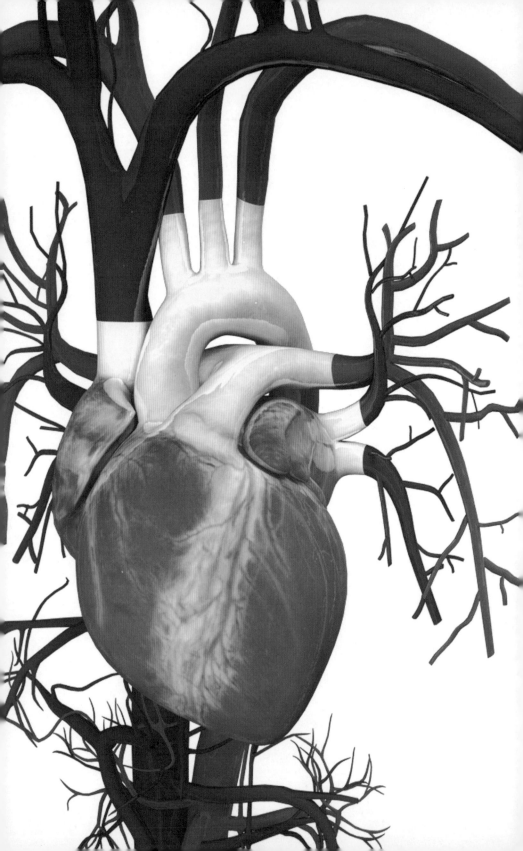

17

ISIS-2

대규모 임상시험 돌파구

ISIS-2 무작위 대조시험(randomized controlled trial)은 리처드 페토 교수가 인류를 위협하는 거대 살인자에게 충격을 주기 위해 옹호해 왔던 통계적 가설의 정점이었다.[63] 페토와 그의 동료 로리 콜린스 (Rory Collins)는 병원 환자들을 다루는 의사들에게 사망률을 줄이기 위한 가장 신뢰할 수 있는 최선의 치료법 정보를 주기 위해 역학을 사용하였다. ISIS-2 시험은 매우 거대한 코호트(특정한 기간에 태어나거나 결혼을 한 사람들의 집단과 같이 통계상의 인자를 공유하는 집단), 지리적 확산과 극적인 발견들로 인해 임상적 실행을 변화시키고 사망을 감소시켰을 뿐만 아니라 향후 무작위 대조시험 설계의 모델이 되었다. 1980년대까지 대부분의 임상시험들

인간 심장 및
순환기의 삼차원
도해.

은 그 규모가 매우 부적절하여 흔한 조건하의 적당하고 가치 있는 치료법을 신뢰성 있게 검증하는 역량을 갖지 못했다. 콜린스와 그의 동료들이 검사하고자 한 것은 심장마비를 겪은 환자들에서 혈전용해제의 효능이었다. ISIS-2 시험 전에는 환자가 심장병 병동에 들어오면 의사는 진통제를 처방하고 치명적 부정맥이 발생하는지 관찰하였다. 만약 발생하면 치명적 상태에서 벗어나기 위해 전기충격을 시도하였고 다른 치료법은 없었다. 이전의 무작위 대조시험들과는 달리 ISIS-2 시험은 훨씬 더 야심적이고 성과적이었다. 이 임상시험은 아름답게 설계되어 정맥 내 투여 스트렙토키나아제, 경구 아스피린, 복합투여, 비투여의 경우를 17,187명의 급성 심근경색 환자를 대상으로 조사하였다.[64] '눈가림(블라인드)' 치료방침으로 417개 병원들이 관여했는데, 의사들은 담당 환자들에게 실제 약물 또는 플라세보가 투여되는지 알지 못해 실험에서 의사들의 주관성이 배제되었다. 독일의 제약회사 훼히스트의 자회사인 베링베르크(Behringwerke)가 시험에 백만 달러를 투자했고, 당시 그 회사가 생산하는 아스피린의 포장에는 스트렙토키나아제와 아스피린 중복 투여의 위험성을 경고하였지만, 시험의 주요소인 아스피린 사용에 동의하였다.[65]

시험은 3년 만에 완수되었고 그 결과가 1988년 《란셋》

ISIS-2 시험에서 스트렙토키나아제와 아스피린의 사망률에 대한 효과를 보여주는 원본 그래프. 1988년 《란셋》에 발표되었다.

에 발표되었을 때 의학적 실행을 변화시킬 정도로 주목 받았다. 스트렙토키나아제는 사망률을 20-25%, 아스피린은 추가적으로 25% 감소시켰고, 같이 사용했을 때 사망률을 반으로 감소시켰다. 심장마비가 30년 전과 현재 발생한 것

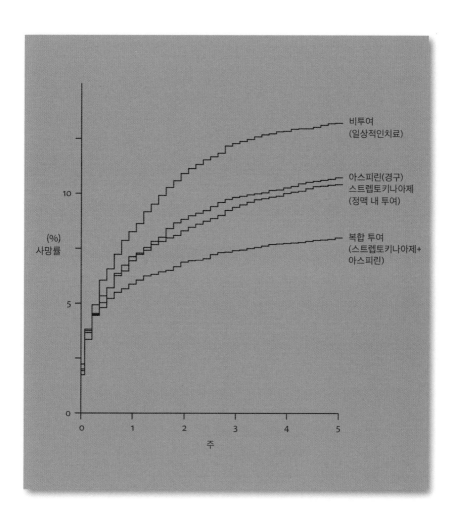

의 차이는 사망위험이 삼분의 일로 줄어든 정도이다. 이 사망률에 대한 효과는 매우 큰 시험 규모로 인해 인식할 수 있었고 분명한 결과를 선사하였다. 복잡한 수학적 분석이 필요 없을 정도로 결과는 명백하였다. 대규모 임상시험의 저명한 대변자로서 로리 콜린스는 흥미로운 비유를 표현하였다. "그것은 현미경과 같다. 당신은 존재하는지 몰랐던 것을 보게 되고 그것이 중요하다는 것을 이해할 수 있게 된다."[66] ISIS-2 시험은 의심할 여지없이 심장질환 치료에 크게 기여했지만, 그것의 더 본질적인 유산은 이제는 의학연구의 표준이 된 대규모 무작위 대조시험의 가치를 보여주었다는 데 있다.

ISIS-2 시험은
의심할 여지없이
심장질환 치료에 크게
기여했지만, 그것의 더
본질적인 유산은 이제는
의학연구의 표준이
된 대규모 무작위
대조시험의 가치를
보여주었다는 데 있다.

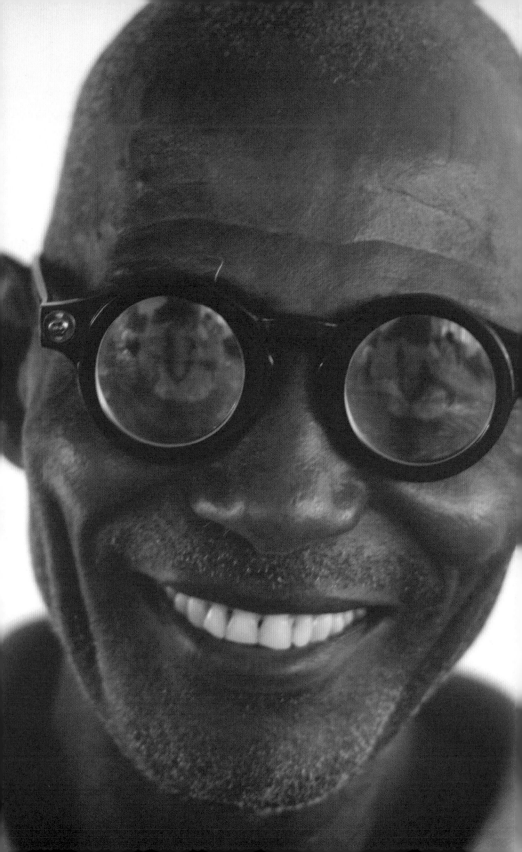

18

조슈아 실버

자가굴절 안경

단순한 아이디어가 의학을 완전히 바꿀 수 있다. 옥스퍼드는 지구촌 의료를 변환시킨 혁신의 전통을 가지고 있다. 조슈아 실버는 이 유명한 역사의 한 부분을 차지한다. 원자물리학자에서 시력 과학자로 전환한 그의 야망은 세계에서 가장 가난한 십억 명의 시력을 개선시키는 것이다.

영국에서는 간단히 안경점을 방문하면 시력검사를 하고 교정된 시력을 위한 안경을 구할 수 있다. 당신이 안경이나 콘택트렌즈를 착용한다면 정확히 볼 수 있다는 것이 일상적 생존에 필수적이라는 사실을 잘 알고 있을 것이다. 그것은 우리의 교육, 직장, 건강에 매우 중요한 영향을 미친다. 그러나 세계보건기구에 의하면 지구상에서 십억 명 이

마을 재단사 헨리 아드제-멘사, 1996년 8월 가나 첫 시행에서 자가굴절 안경을 착용하고 있다.

상이 안경을 필요로 하지만 안경을 쓸 수가 없다. 안경으로 시력을 교정할 수 있음에도 불구하고, 그 혜택을 누리지 못하고 있다. 안경을 구하기 어렵기 때문이다. 좋은 예로 영국에서는 인구 4,500명당 안경사 한 명이 있는 반면, 사하라 사막 이남 아프리카에는 인구 백만 명당 안경사가 한 명뿐인 실정이다. 훈련된 안경사가 제3세계에서 무료로 일한다 해도, 이미 엄청나며 폭발적으로 증가하고 있는 안경 수요에 대한 해답은 될 수 없다.

이 엄청난 수요에 대한 해답은 조슈아 실버의 독창적이고 획기적이며 단순한 발명이다. 1985년 3월 실버는 안경사를 필요로 하는 대신, 안경을 착용하는 사람이 스스로 도수를 교정할 수 있는 안경을 만드는 것이 가능한지 동료와 논의하고 있었다. 그는 1970년대부터 플라스틱 막을 밀봉하거나 늘리기 위해 사용했던 기술을 렌즈에 적용하여 액체로 채워지고 초점이 변화하는 광학 수준의 렌즈를 만들 수 있음을 인식하였다. 드디어 1985년 5월 자신의 근시를 매우 정확히 교정하는 저렴한 렌즈 개발에 성공했다. 실버는 곧 이 기술을 사용하여 같은 광학적 기능을 가진 렌즈를 사용한 안경을 개발하였는데, 안경을 쓴 사람이 직접 안경다리에 있는 작은 주사기를 사용하여 렌즈 사이 액체로 채워진 주머니를 부풀리거나 수축시켜 스스로 초점을 맞

출 수 있었다.[67] 착용자는 막 안에 있는 실리콘 액의 양을 늘리거나 줄이기 위해 주사기 다이얼을 간단히 조정함으로써 렌즈의 굴절력을 바꿀 수 있었다. 아주 간단한 안내로 사용자들은 각자에게 적합한 안경을 완벽하게 만들 수 있었다.

실버는 단순히 '호기심에서 일하는 것을 좋아했다'고 말했다. 이러한 동기부여에 의해 그의 안경들이 처음에는 영국 해외원조부서(DFID)의 후원으로 성인을 대상으로, 나중에는 세계은행 후원을 받아 10대 근시 환자를 대상으로 전 세계에 걸쳐 보급되었다.[68] 유명한 안과 연구자인 앤토니 브론은 실버의 업적을 참신하고 '매우 독창적'이며 잠재적으로 전 세계 사람들의 시력을 개선하는 놀라운 효과를 가진 것으로 보았다.[69] 한편 새로운 디자인이 개발되어 눈에 띌 정도로 투박하고 근엄해 보이는 안경들이 보다 멋진 디자인으로 대체될 것이다. 오늘날 5만 개 이상의 안경이 15개 국가에 보급되었는데, 이는 전 세계 빈곤층의 시력을 개선하려는 노력의 시작일 뿐이다. 그는 2020년까지 개당 2파운드(약 3,000원) 비용이 드는 안경 10억 개를 제공할 계획이다.

실버는 현재 옥스퍼드 대학교 개발도상국 시력센터(The Center for Vision in the Developing World, CVDW)의 책임자로 일하고 있다. 실버는 지구상 어디에 사는 누구든지 가능한 한 선명하게 볼 수 있어야 한다고 주장한다. 그는 현재 10대 근시 환자를 위한 안경 제작에 집중하고 있는데, 추산에 의하면 일억 명 이상이 학교 칠판 글씨도 제대로 읽을 수 없는 열악한 상태이다. 차일드 비전(Child Vision)은 CVDW에 의해 착수된 새 계획이다. 실버는 이 문제에 대한 관심을 불러일으키고 각국 정부, 유엔, 세계보건기구 간의 협조를 요청하여 안경 제공을 통한 사회 발전이 이어지기를 기대하고 있다.

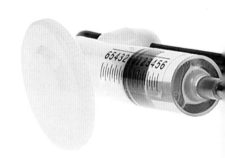

개발도상국의 10대 근시를 위한
원형 어린이 안경. 2010년 옥스퍼드
개발도상국 시력센터에서 개발했다.

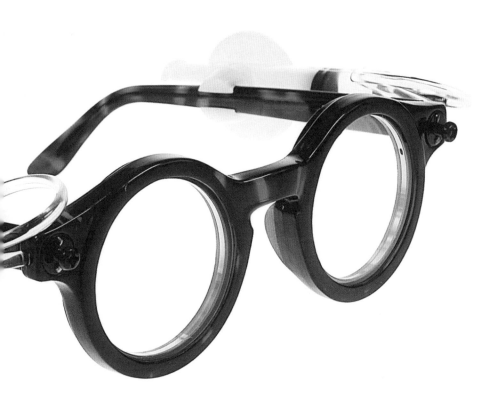

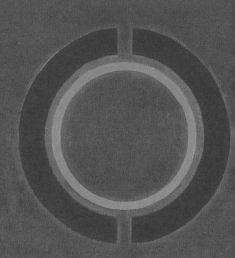
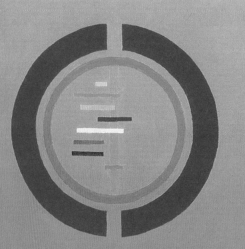
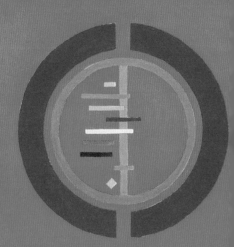

19

코크란연합(1993-)

의학 연구의 메타분석

환자 입장에서 우리가 가장 관심 있는 것은 어떤 질병에 대한 치료가 얼마나 효과적인가 하는 점일 것이며, 이것이 임상시험의 기반이다. 이러한 조절시험들의 목표는 간단한데, 즉 다른 치료법 간에 비교한 것을 가능한 한 정확하고, 유익하며, 믿을 수 있도록 하는 것이다.[70] 그러나 1993년 창립 이래 연구정보를 조직화하는 비영리 기구인 코크란연합(코크란 공동연구) 공동연구는 시행된 조절실험의 50%만 실제로 발표되어 최선의 치료방침이 불분명한 상태임을 보여주었다. 공동연구의 중심 역할 중 하나는 방치된 미발표 임상시험 결과들을 끌어내고, 개별의 연구들을 일관성 있고 유용하며 신빙성 있는 최선의 결과로 통합하는 것이다.

신생아와 그 생존 가능성에 대한 연구가 코크란 공동연구를 확립하는 촉매였다. 조산 가능 임신부의 스테로이드 치료에 대한 체계적 검토는 해당 신생아들의 미숙아 합병증에 의한 사망을 30-50% 감소시켰다.

코크란연합의 이념적 원칙들은 임상역학자 이안 차머스(Iain Chalmers)가 1970년대 유엔 가자지구에서 2년간 일하면서 마음속에 형성되었다. "내가 의과대학에서 배운 치료법 중 어떤 것은 환자에게 해롭고 때로는 치명적이기도 했다. 최선의 의도로 의사들은 해를 끼칠 수 있고, 모든 건 그것에서 시작된다."[71] 이제 임상시험에서의 무작위 추출과 결과들에 대한 통계 분석은 진지한 의학연구의 핵심을 이룬다. 그러나 코크란연합 창립 때까지 여러 범위 임상시험 결과들을 비교해 보는 주요 비교연구들은 매우 드물었다.

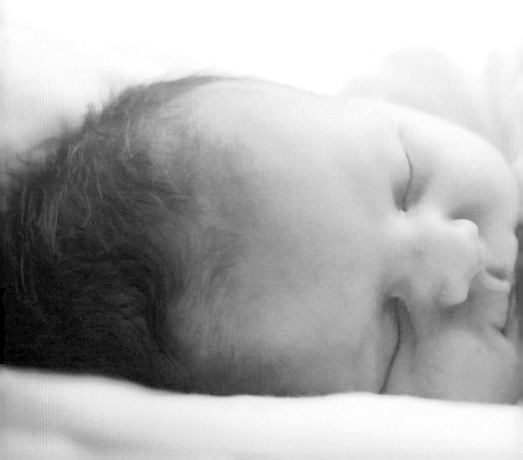

차머스가 인정하듯이, "한 연구의 관점에서 시행하고 결론 내리는 것은 어리석은 일이어서 발표된 모든 관련 연구들을 얻어 시행하는 것이 필요했다."[72]

차머스는 메타분석의 통계기술을 사용하여 출산 전후 치료분야에서 선구적인 사실 바탕의 결과들을 이끌어 냈다. 메타분석은 연구자들이 여러 다른 시험을 통합하여 결과들의 개관을 얻게 하였다. 이러한 분석의 명확성은 조산을 앞둔 산모들의 스테로이드 치료에 대한 임상시험 메타분석을 그래픽으로 표현한 코크란 공동연구 로고에 나타나 있다.

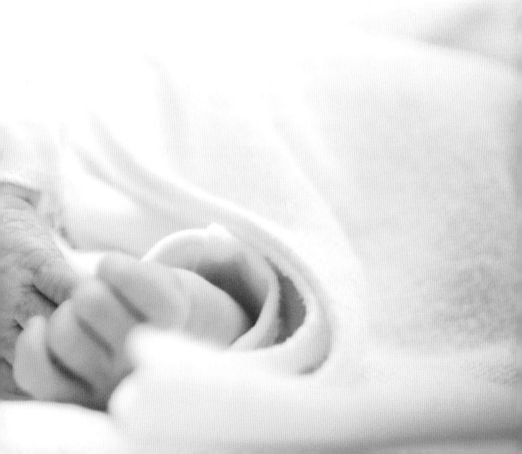

비록 개별 결과들은 결론에 이르지 못하였지만, 로고에서 원으로 상징되듯이 이 데이터들이 통합되었을 때 조산을 줄이는 스테로이드 치료의 효용성을 보여준 것이다. 한 임상시험은 분명한 결과를 나타내지 못했지만 일곱 개의 시험 결과를 같이 종합하자 그 데이터는 비숙련된 이들에게도 통계적으로 의미심장하였다. 이런 극적인 사실이 알려질 때까지 아기들은 불필요하게 죽어갔고, 부모들은 쓸데없이 사별하였으며, 복지정책은 주산기 관리 병동에 예산을 낭비한 것이다.

1992년 이러한 획기적 발견은 NHS 초대 연구개발 책임자인 마이클 펙햄이 옥스퍼드 코크란 센터에 대한 재정 지원을 승인하게 하였고, 1년 후 사실 바탕 의학의 선구자인 아치 코크란˚(Archie Cochrane)의 이름을 따서 코크란연합이 탄생하였다. 코크란연합은 네 명의 직원으로 시작하여 이제는 세계 곳곳으로 퍼져 100개 국가에 존재하는데 28,000명의 자원봉사자들이 세계적으로 가용한 의료 효과에 대하여 정확한 최신 정보를 확보한다는 목표에 공헌하고 있다.

공동연구의 중심 역할 중
하나는 방치된 미발표
임상시험 결과들을
끌어내고, 개별의
연구들을 일관성 있고
유용하며 신빙성 있는
최선의 결과로 통합하는
것이다.

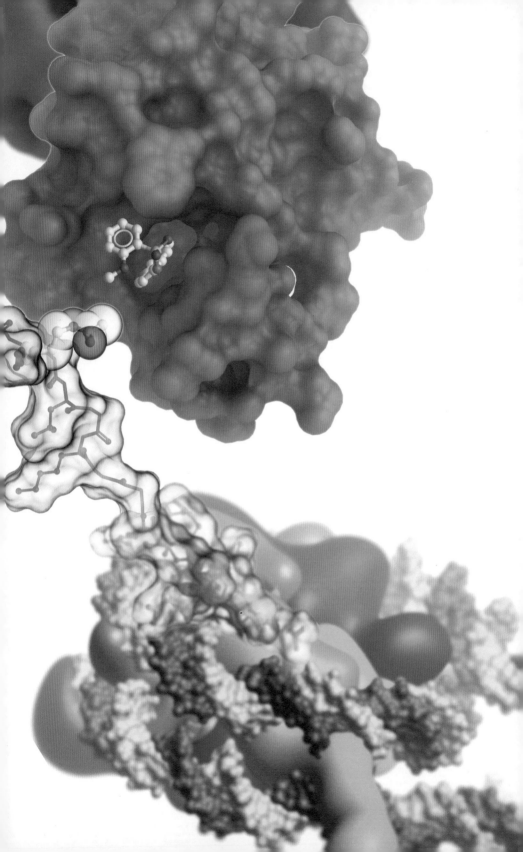

20

구조유전체학 컨소시엄

신약개발의 미래

브롬 도메인 단백질인 BRD4(전면 주황색)가 긴 DNA 분자(회색 및 노란색)를 별개의 꾸러미로 조직하는 히스톤 단백질(후면 빨강, 초록, 청색)과 상호작용하는 삼차원 이미지. 구조유전체학 컨소시엄은 의학적으로 의미있는 단백질의 삼차원 구조를 규명하기 위해 2004년 결성되었는데, 그 정보를 단백질 정보은행에 제공하여 제한 없이 사용하도록 하고 있다.

항생제의 발견은 의학의 가능성에 대한 인식을 전환시켰다. 그러나 회색질척수염(소아마비), 천연두, 메디나충(기생충)을 제외하면 어떤 인간 질병도 근절되지는 않았다. 한 가지 효과가 있고 안전한 약품을 개발하려면 통상 10억 파운드 이상의 비용과 10년 내지 15년의 긴 시간이 필요하다. 제약회사들이 급속히 떨어지는 수익성을 경험하고 자국 시장을 떠나면서 인간 질병을 치료하는 새 약품을 개발하는 일은 점점 더 힘들어지고 있다.

옥스퍼드 대학교 구조유전체 컨소시엄의 책임과학자인 챠스 바운트라(Chas Bountra)는 미래 신약을 개발하는 동시대 노력의 선두에 있다. 그는 눈앞에 닥친 과제의 어려움에 대해 환상을 가지고 있지 않다.

"그것은 산업 생태계의 변화를 필요로 할 것이다. 우리의 임무는 의학과 관련 있는 인간 단백질의 구조를 규명하고, 그 정보를 공공 영역에 제한 없이 내놓는 것이다. 나는 신약 개발을 지원하는 모든 것을 무료로 제공하길 원한다. 그러나 신약개발의 문제는 그것이 대단히 어렵고 우리가 생물 기능을 충분히 이해하지 못한다는 것이다."[73]

실제로 많은 질병들의 원인이 밝혀져 있지 않으며 그것의 예방이나 치료도 그렇다. 바운트라는 학술계에 들어오기 전 제약회사에서 오랫동안 일해 왔으며 이제 구조생물학 분야 옥스퍼드의 저명한 전통에 기초하려 하고 있다. 현재 생물의학계에서 신약개발을 방해하고 있는 것은 비밀유지, 경쟁, 그리고 지적재산권이다. 그의 목표는 산업과 학계의 경계선을 없애고 사회와 그 경제를 위해 효과적으로 일할 차세대 과학자들을 훈련시키는 것이다. 장벽이 철폐되고 신약개발을 향한 새 목표가 세워져야 한다.

인간 신체에는 약 22,000가지의 단백질이 있으며 각 단백질이 신약개발 대상이 될 수 있지만 몇 안 되는 단백질만 연구되고 있다. 더구나 수백 가지 질병들과 수백 가지 세부 질병들에 대해 우리는 매우 기초적인 지식만 가지고 있을 뿐이다. 학계는 혁신적이지 않다. 연구자들은 혁신적이

구조유전체학 컨소시엄의 최첨단 실험실. (2013년, 옥스퍼드 대학교)

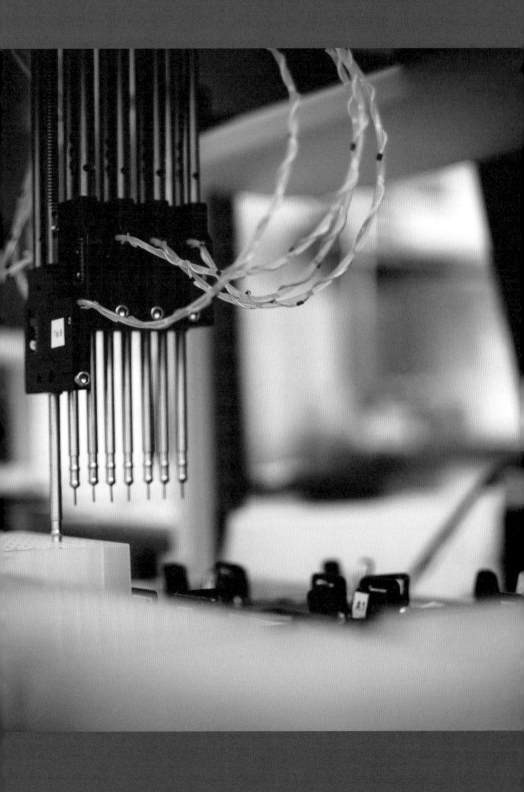

지만 검증되지 않은 것보다 확립되었지만 비생산적인 연구
과제를 선호하는 연구비 기관에 의지하여 동일한 단백질
주변에 모여 있다. 바운트라가 계몽적으로 묘사하기를 '모
두가 가로등 아래 일하는' 것을 피하기 위해 제안하는 선택
은 병원에서 임상의들과 함께 하는 환자 바탕 기초과학 중
개연구(translational research)이다.[74] 이러한 방식으로 단백질
기능의 이해가 실험실 바깥에서 실제적 적용을 가지게 되
고 암, 당뇨병, 비만, 알츠하이머병같이 흔한 질병에 이르는
요소들을 좀더 파악하는 데 활용될 수 있을 것이다. 점점 더
컨소시엄에서 진행되는 일들이 '게임을 바꾸는' 것으로 인
식되고 있고 신약개발에서 대변혁을 일으킬지도 모른다.[75]
옥스퍼드 과학은 서구 주요 질병에 대한 완치가 가능할지
도 모를 새 시대의 문턱에 서 있다. 바운트라에게 그 도전은
실로 만만치 않다. "알츠하이머병 신약의 개발은…… 인간
이 달에 착륙하는 것보다 어려울 것이다."[76]

"나는 신약 개발을
지원하는 모든 것을
무료로 제공하길
원한다.
그러나 신약개발의
문제는 그것이 대단히
어렵고 우리가
생물 기능을 충분히
이해하지 못한다는
것이다."

| 주석 |

1 C. Webster, *The Great Instauration: Science, Medicine and Reform 1626-1660*, Macmillan, London, 1975.

2 C. Snow, Rede Lecture, 7 May 1959.

3 P. Medawar, *The Art of the Soluble: Creativity and Originality in Science*, Methuen, London, 1967.

4 D. Weatherall, '*The Role of Nature and Nurture in Common Diseases: Garrod's Legacy*', The Harveian Oration, 1992, Royal College of Physicians.

5 *Dictionary of National Biography*, vol. 1, Smith, Elder & Co., London, 1908, p. 847.

6 R. Bacon, *Opera quaedam hactenus inedita*, ed. J. Brewer, Cambridge University Press, Cambridge, 2012, pp. 393–511.

7 *Dictionary of National Biography*, p. 847.

8 Alchemy, within the scheme of knowledge of the period 1200–1650, was in harmony with classical theories of substance, the parallel between the seven known metals and the seven planets, and Aristotelian ideas of growth and becoming. Alchemists sought to accelerate the natural processes that were happening naturally in the earth (A. Chapman, personal communication). Isaac Newton (1642–1727) dedicated much of his time to alchemy.

9 J.H. Bridges (ed.), *The 'Opus Majus' of Roger Bacon*, Oxford, 1897, vol. 1, part II, pp. 56–7.

10 S. Johnson, *Lives of the English Poets*, Clarendon Press, Oxford, 1905, vol. 2, p. 236.

11 C. Severn and H. Colburn (eds), *Diary of the Rev. John Ward, A.M. (1648–1679)*, London, 1839, p. 242.

12 M. Greenwood, 'Sydenham as an epidemiologist', in *Proceedings of the Royal Society of Medicine*, vol. 12, 1919, pp. 55–76

13 A. Chapman, personal communication.

14 C. Webster, *The Great Instauration: Science, Medicine and Reform 1626–1660*, Macmillan, London, 1975, p. 170.

15 A. Chapman, *England's Leonardo: Robert Hooke and the Seventeenth-Century Scientific Revolution,* Institute of Physics Publishing, Bristol, 2005, p. 107.

16 Ibid., p. 51.

17 J. Aubrey, *Brief Lives,* ed. O. Dick, Secker & Warburg, London, 1949, p. 165.

18 T. Wright, *Circulation: William Harvey's Revolutionary Idea,* Chatto & Windus, London, 2012, p. 187.

19 Ibid., p. xi.

20 Ibid., p. 107.

21 J. Simmons, *Doctors and Discoveries: Lives that Created Today's Medicine from Hippocrates to the Present,* Houghton Mifflin, Boston MA, 2002, p. 45.

22 W. Harvey, *The Circulation of the blood and Other Writings,* ed. K. Franklin, Blackwell Scientific, Oxford, 1958, p. 59.

23 A. Larner, 'A Portrait of Richard Lower', *Endeavour,* New Series, vol. 11, no. 4, 1987, pp. 205-8.

24 K. Dewhurst (ed.), *Oxford Medicine: Essays on the Evolution of the Oxford Clinical School to Commemorate the Bicentenary of the Radcliffe Infirmary 1770–1970,* Sandford Publications, Oxford, 1970.

25 N. Williams, *A Pindariqve elegy on the most famous and learned physitian Dr. Willis,* Oxford, 1675, p. 2.

26 He took the name from the village in Oxfordshire where he settled.

27 R. Gunderman, *We Make a Life by What We Give,* Indiana University Press, Bloomington, 2008, p. 56.

28 P. Andrews and E. Brunner, *The Life of Lord Nuffield: A Study in Enterprise and Benevolence,* Blackwell, Oxford, 1953, p. 292.

29 G. Fraenkel, *Hugh Cairns: First Nuffield Professor of Surgery,* Oxford University Press, Oxford, 1991, pp. 101–2.

30 A maximum of three people can share a Nobel Prize.

31 J. Gowans, personal communication.

32 H. Harris, *Oxford Magazine* 158, Second Week Michaelmas Term, 1998, pp. 1–5.

33 M. Heatley, personal communication.

34 *The Mould, The Myth and The Microbe,* BBC Horizon, aired 27 January 1986.

35 H. Harris, 'Howard Florey and the Development of Penicillin', *Notes and Records of the Royal Society of London*, vol. 53, no. 2, 1999, p. 249.

36 G. Ferry, *Dorothy Hodgkin: A Life*, Granta, London, 1999, p. 8

37 Ibid., p. 402.

38 A. Rich, 'Inflammation in Resistance to Infection', *Archives of Pathology*, 22, 1936, p. 228.

39 J. Gowans, personal communication.

40 The Nobel Prize in Physiology or Medicine in 1960 was awarded jointly to Sir Frank Macfarlane Burnet and Peter Brian Medawar 'for the discovery of acquired immunological tolerance'.

41 I. Weissman, 'Lymphocytes, Jim Gowans and *in vivo veritas*', *Nature Immunology*, vol.   11, no. 12, 2010, p. 1073.

42 Karolinska Institute Press Release, 2012, www.nobelprize.org/nobel_prizes/medicine/laureates/2012/press.html accessed 13 June 2013

43 C. Graham, personal communication.

44 J. Gurdon, 'The Developmental Capacity of Nuclei Taken from Intestinal Epithelium Cells of Feeding Tadpoles', *Journal of Embryology and Experimental Morphology*, vol. 10, no. 4, 1962, pp. 622–640.

45 C. Graham, personal communication.

46 A. McMichael, personal communication.

47 C. Graham, personal communication.

48 C. Keating, *Smoking Kills: The Revolutionary Life of Richard Doll,* Signal Books,   Oxford, 2009, p. 274.

49 J. O'Connor, personal communication.

50 Ibid.

51 Ibid.

52 P. Williams, personal communication

53 *The Lancet*, 366, 2005, pp. 717–25.

54 *The Lancet*, 376, 2010, pp. 1647–57.

55 *Times Higher Education World University Rankings*, 2011–2012: www.timeshighereducation.co.uk/world-university-rankings/2011-12/subject-ranking/subject/clinical-pre-clinical-health, accessed 1 December 2012.

56 A. Garrod, *Inborn Errors of Metabolism,* Hodder & Stoughton, London, 1909, pp. 5–20.

57 R. Briggs, A. Douglas, R. Macfarlane, J. Gacie, W. Pitney, C. Merskey and J. O'Brien, 'Christmas Disease: A Condition Previously Mistaken for Haemophilia', *British Medical Journal*, vol. 2, no. 4799, 1952, pp. 1378-82.

58 G. Brownlee, personal communication.

59 D. Anson, D. Austen and G. Brownlee, 'Expression of active human clotting factor XI from recombinant DNA Clones in Mammalian Cells', *Nature*, vol. 315, no. 6021, 1985, pp. 683–5.

60 Statement by Barbara Young, chief executive of Diabetes UK, www. diabetes.org.uk/About_us/News_Landing_Page/Number-of-people-diagnosed-with-diabetes-reaches-three-million, accessed 13 June 2013.

61 A. Hill, personal communication.

62 Ibid.

63 S. Yusuf, R. Collins and R. Peto, 'Why Do We Need Some Large, Simple Randomized Trials?', *Statistics in Medicine*, vol. 3, no. 4, 1984, pp. 409–20.

64 'ISIS-2 (Second International Study of Infarct Survival) Collaborative Group Randomised Trial Of Intravenous Streptokinase, Oral Aspirin, Both, or Neither among 17, 187 Cases of Suspected Acute Myocardial Infarction', *The Lancet*, vol. 332, no. 8607, 1988, pp. 349–60.

65 P. Slight, 'Trials and tribulations: the ISIS experience', *Australian and New Zealand Journal of Medicine*, 22, 1992, pp. 583–5.

66 R. Collins, personal communication,

67 E. Addley, 'Inventor's 2020 Vision: To Help 1bn of the World's Poorest See Better', *Guardian*, 22 December 2008.

68 J. Silver, personal communication.

69 A. Bron, personal communication.

70 A.B. Hill, *Controlled Trials: A Symposium*, Blackwell Scientific, Oxford, 1960, p. 4.

71 I. Chalmers, personal communication.

72 Ibid.

73 C. Bountra, personal communication.

74 Ibid.

75 K. Davies, personal communication.

76 C. Bountra, personal communication.

▪ 갈레노스(Galen, 129-200): 로마시대 그리스 의사로 서양의학사
  에서 해부학, 생리학, 진단법, 치료법 등의 기초를 확립하였다

▪ 갈릴레오(Galileo Galilei, 1564-1642): 이탈리아의 천문학자, 물
  리학자, 철학자. 지동설을 주장했고, 다양한 분야에서 선구적 업적
  을 남겼다.

▪ 나다니엘 윌리엄스(Nathaniel Williams, 1656-1679): 웨일스의
  작가.

▪ 노만 히틀리(Norman Heatley, 1911-2004): 영국 옥스퍼드대 페
  니실린 개발 연구팀의 일원으로 페니실린의 효과적 추출법을 개
  발하였다.

▪ 데이비드 웨더럴(David Weatherall, 1933-): 영국의 의사이자 혈
  액학 연구자.

▪ 데카르트(Rene Descartes, 1596-1650): 프랑스의 철학자, 수학자,
  과학자. 근대 서양철학의 아버지로 불린다.

▪ 로리 콜린스(Rory Collins, 1955-): 영국 옥스퍼드대 내과 및 역학
  교수.

▪ 로버트 보일(Robert Boyle, 1627-1691): 아일랜드 출신의 자연철
  학자이자 화학자. 근대 화학의 창시자로 불린다.

리처드 페토(Richard Peto, 1943-): 영국 옥스퍼드대 의학통계 및 역학 교수.

맥스 퍼루츠(Max Perutz, 1914-2002): 오스트리아 출생의 영국 분자생물학자. 헤모글로빈의 구조를 규명하여 1962년 노벨 화학상을 수상하였다.

메르센(Marin Mersenne, 1588-1648): 프랑스의 수학자이자 철학자.

아치 코크란(Archie Cochrane, 1909-1988): 영국의 의사이자 임상역학 분야의 선구자.

알렌 힐(Allen Hill, 1937-): 영국 옥스퍼드대 생화학 교수. 단백질의 전기화학적 모니터링 연구를 적용하여 포도당 센서를 개발하였다.

알브레히트 폰 할러(Albrecht von Haller, 1708-1777): 스위스의 해부학자이자 생리학자. 근대생리학의 아버지로 불린다.

오스왈드 모슬리(Oswald Mosley, 1896-1980): 영국의 정치가이자 파시스트 지도자.

윌리엄 오슬러(William Osler, 1905-1919): 캐나다의 의사. 미국 존스홉킨스 병원 창립자 중 한 명이다.

이안 차머스(Iain Chalmers, 1943-): 영국 의료분야 연구자. 코크란연합 창설자 중 한 명이다.

장 바티스트 드니(Jean Baptiste Denis, 1643-1704): 프랑스의 의사. 파리대학 교수로 최초의 인체수혈법을 시행했다.

제임스 해링턴(James Harrington, 1611-1677): 영국의 정치이론가.

- 조나단 우르(Jonathan Uhr): 미국의 면역학자로 미국 면역학회 회장(1983-1984)을 역임했다.

- 조지 브라운리(George Brownlee, 1942-): 영국의 병리학자, 혈우병 인자에 대해 연구했다.

- 존 로크(John Locke, 1632-1704): 영국의 계몽주의 철학자이자 의사. 자유주의의 아버지로 불린다.

- 존 오브리(John Aubrey, 1626-1697): 영국의 고고학자, 자연철학자, 작가.

- 찰스 스노(Charles P. Snow, 1905-1980): 영국의 물리화학자이자 소설가. 1959년 'Two Cultures(인문사회과학과 자연과학)'라는 강연에서 과학자와 인문학자의 문화적 간극을 개탄하였다.

- 케플러(Johannes Kepler, 1571-1630): 독일의 수학자, 천문학자. 행성 운동에 대한 케플러 법칙으로 유명하다.

- 크롬웰(Oliver Cromwell, 1599-1658): 영국의 정치가이자 군인. 청교도 혁명을 주도하여 군주제를 폐지하였다.

- 크리스토퍼 렌(Christopher Wren, 1632-1723): 영국 역사상 가장 저명한 건축가 중 한 명으로 천문학자, 물리학자로도 활동하였으며 왕립학회를 창설하였다.

- 토머스 와이어트(Thomas Wyatt, 1503-1542): 영국의 시인이자 외교관.

- 파라셀수스(Paracelsus, 1493-1541): 스위스 출신의 철학자이자 의사. 문헌에 바탕을 두기보다는 자연 현상의 관찰에 근거한 연구를 주장하였다. 이는 당시로는 매우 혁명적인 사상이었다.

- 파쿠할 부저드(Farquhar Buzzard, 1928-1943): 영국 옥스퍼드대 내과 교수.

프랜시스 베이컨(Francis Bacon, 1561~1626): 영국의 철학자이자 과학자. 경험론의 아버지로 불리며 자연의 관찰 및 연역적 추론에 바탕을 둔 과학을 주창하였다.

프랜시스 월싱햄(Francis Walsingham, 1532-1590): 영국 엘리자베스 여왕의 수상이다.

프레드 생어(Fred Sanger, 1918-2013): 영국의 화학자, 1958년 인슐린 단백질 연구로 노벨 화학상, 1980년 핵산서열분석 연구로 다시 노벨 화학상을 수상하였다.

피터 메더워(Peter Medawar, 1915-1987): 브라질에서 태어난 영국의 면역학자. 후천적 면역관용에 대한 연구로 1960년 노벨 생리의학상을 수상했다.

피터 윌리엄스(Peter Williams, 1945-): 영국의 물리학자.

필립 시드니(Philip Sidney, 1554-1586): 영국의 시인이자 정치인.

하비 쿠싱(Harvey Cushing, 1869-1939): 미국의 신경외과 의사이자 뇌수술 분야 선구자이다.

히에로니무스 파브리시우스(Hieronymus Fabricius, 1537-1619): 이탈리아의 해부학자이자 선구적 외과의사.

의학의 위대한 발견
Great Medical Discoveries: An Oxford Story

1판 1쇄 인쇄   2017년 10월 31일
1판 1쇄 발행   2017년 11월 8일

지은이   콘래드 키팅
옮긴이   한태희
펴낸이   정규상
책임편집   구남희
편집   현상철 · 신철호
디자인   장주원
마케팅   박정수 · 김지현

펴낸곳   성균관대학교 출판부
등록   1975년 5월 21일 제1975-9호
주소   03063 서울특별시 종로구 성균관로 25-2
전화   02)760-1252~4
팩스   02)762-7452
홈페이지   http://press.skku.edu/

ISBN 979-11-5550-233-4 03510